Lebensstationen als Dienst am Menschen

Konstantin Göhring

Lebensstationen als Dienst am Menschen

**vorgelegt von
Konstantin Göhring**

**In Steinenwiesen 12
D – 72525 Münsingen**

Tel.: 07381/5017650

Bibliografische Information der Deutschen Nationalbibliothek
Die Deutsche Nationalbibliothek verzeichnet diese Publikation in der Deutschen Nationalbibliografie; detaillierte bibliografische Daten sind im Internet
über http://dnb.d-nb.de abrufbar.
1. Aufl. - Göttingen: Cuvillier, 2017

Nonnenstieg 8, 37075 Göttingen
Telefon: 0551-54724-0
Telefax: 0551-54724-21
www.cuvillier.de

1. Auflage, 2017
Gedruckt auf umweltfreundlichem, säurefreiem Papier aus nachhaltiger Forstwirtschaft.

ISBN 978-3-7369-9705-9
eISBN 978-3-7369-8705-0

Inhaltsverzeichnis

1 Einführung

Diese Arbeit ist eine wissenschaftliche Beschreibung über mein Leben mit dem Ziel, über die „Selbstheilungskraft“, meine Gesundheit und mein Leben zu verlängern im Selbstheilungsprozess, um wieder selbsttätig zu werden.

Mit Dienen und Dienst verstehe ich dabei „Dienst für andere als Dienst am Ego“ [1] (Joh1:1).

Mit meiner wissenschaftlichen Erzählung möchte ich den interessierten Leser teilhaben lassen an meiner persönlichen Lebensreise, an den mich formenden inneren und äußeren Umständen des Erdenweges, für den ich mich auch bewusst ausgesprochen habe.

Um Feedback wird gebeten.

Noch einmal:

Mit meiner Arbeit beabsichtige ich über mein Leben zu schreiben. Ich möchte der Öffentlichkeit sagen, ich bin in Not. Ich habe gesundheitliche Probleme. Ich habe als Mensch aber auch ein Ziel in meinem Leben und das ist die Heilung. Diese erreiche ich durch Dienst.

Der Dienst also ist der Weg und das Ziel. Ich schreibe von meiner Geburt bis heute.

Ich bin in Ehingen an der Donau geboren und in der alten Kreisstadt aufgewachsen mit zwei Geschwistern. Mein Vater war Kraftfahrzeugmechaniker und meine Mutter arbeitete manchmal als Nachtschwester im Krankenhaus und brachte morgens Brötchen und Brezeln mit nach Hause. In einer Gegend von Einfamilienhäusern mit Garten wurde im Sommer der Nutzgarten angelegt und um die Apfelbäume und den Kirschbaum der Rasen gemäht. Auch Johannisbeersträucher und Erdbeeren gab es zu ernten. Im Sommer schwammen ein paar Fische im Springbrunnenwasser draußen. Im Winter lockte das Futter im Vogelhäuschen die Spatzen und Finken.

Wir zwei ältere Brüder gingen eine Straße tiefer ins städtische Gymnasium. Meine Schwester Angelika holten wir am Wochenende von der nahen Barmherzigen Schwestern-Realschule in Obermarchtal. Die mütterlichen Großeltern lernten wir Kinder nicht mehr kennen. Die Großeltern im Lautertal besuchten wir regelmäßig, solange sie lebten.

Die Großväter arbeiteten als Förster und bei der Wasserversorgung als Beamte.

Mein Bruder Roland war bei der Bundeswehr in einer Panzerabteilung bei Ulm, vor er Lehrer in Tübingen und im Ausland studierte mit den Fächern Physik und Theologie. Früh fand er seine spätere Ehefrau. Beide kenne ich als Aktive in Amnesty International. Sie ist Diplompädagogin.

Ich machte Zivildienst in einem katholischen Jugendverband (Katholische Studierende Jugend), den ich schon lange vor dem Pädagogik-Studium kannte. Ich ließ es als Vorpraktikum laufen.

Ein Jahr zog es mich auch in eine gewaltfreie, nach Gandhi ausgerichtete, Lebensgemeinschaft, genannt die Arche. Ein alternatives Lebenskonzept in Südfrankreich über die ich meine unvollendete Diplomarbeit schrieb.

Meine Schwester lernte Krankenschwester, lebte auch eine Zeit in Tübingen und arbeitet noch heute in diesem Beruf. Sie fand in Indien auf spiritueller Suche ihren jetzigen Ehemann, einen Mann aus Malaysia, und ihr neues zuhause: Australien!

Meine beiden Geschwister sind verheiratet und haben jeweils zwei Söhne. Die deutschen Kinder sind noch Lernende Erwachsene, die australischen noch Schüler und lernender Erwachsener.

In der Universitätsstadt Tübingen lernte ich als zweiten Beruf Politologie. Zuvor machte ich noch ein Jahr, ein auch politisch motiviertes Pädagogisches Praktikum in Wustrow bei Uelzen im Landkreis Lüchow-Dannenberg, der geplanten deutschen Atommüllendlagerstätte an der damaligen deutsch-deutschen Grenze. Ich stand zwei Mal kurz vor dem Abschluss, habe aber keinen. Das erste war ein Diplomstudiengang der Erziehungswissenschaft und das zweite ein Magisterstudiengang, der Politikwissenschaft als erstes Hauptfach hatte.

Über einen Afrikamissionar aus Ehingen lernte ich meinen langjährigen Freund Kinduku Elenge kennen, dem ich seine erste eigene Wohnung in Tübingen besorgte.

Seit 2001 ist er Buchautor zum Thema „Kirchlicher Dienst“ in Transformationsgesellschaften: Ein zivilisations- und evolutionstheoretischer Ansatz [2].

2015 erschien sein zweites Buch „Kirchlicher Dienst“ und Vatershaus – „Dienstforschung“ [3].

Seine Weiterbildungen führten mich vor Jahren zum Internet und begleiteten meine Kranken- und Gesundheitsgeschichte.

Seit 1993 leitet er den eingetragenen Verein „Dienste im Kongo“ (früher Zaire).

Die Einführung seines Buches nennt eine Theologie, Philosophie, Soziologie und Religionssoziologie mit einem Verweisungszusammenhang. Das Dienen beschreibt die Soziale Transformation. Herr Elenge benennt in seinen zwei Büchern die Drei-Stufen-Lehre:

a) Dienen auf der theologischen Ebene
b) Dienen auf der metaphysischen Ebene und

c) Dienen auf wissenschaftlicher Ebene. Die Menschheit als Ganzes gilt als Antwortzentrum, wo der Plan Gottes für die Erlösung des Planeten umgesetzt wird [4].

Das sind die drei planetaren menschlichen Entwicklungsstufen, die dem Tierreich folgen.

Sie stehen noch am Anfang in ihrem wissenschaftlichen Verständnis. Später mehr.

Zu meiner Gesundheit gehört auch die Innere Seite. Nach meiner Diagnose bin ich psychisch krank: Paranoide Schizophrenie! Dieser Befund steht auch in einem Zusammenhang mit dem Dienst, den ich im Alltag zu meistern und zu lernen versuche.

Mit diesem Buch will ich mein Schicksal bekannt machen und bitte um Unterstützung in meinem Projekt des Dienstes am Menschen. Dazu später mehr!

Zur äußeren Seite, wie ich lebe: Mein Körper misst 1,80m Länge und mein rechter Vorfuß fehlt. Ich stehe mit meinen Geschwistern in Kontakt und mit meiner Stadt Münsingen im Landkreis Reutlingen auf der Schwäbischen Alb in Baden-Württemberg im Südwesten von Deutschland und damit in Europa.

Morgens lese ich regelmäßig zum Café den Alb-Boten. Montags kaufe ich ein für die Woche. Ich gehe in eine Tagesstätte. In der Klinik begann ich mit dem Aquarell malen von Dreieck, Kreis und Viereck in der Bedeutung von der Trinität, Monade oder Gott (das Absolute für die Trinität), Seele und Körper (Persönlichkeit). Sie sind auch als die drei Mentalebenen bekannt. Der Kreis schließt sich. Das sind wieder die bereits genannten und kurz eingeführten drei planetarischen Entwicklungsstufen. Ich bin Parteimitglied der SPD, der Sozialdemokratischen Partei Deutschlands.

Die historische ‚Zehntscheuer' hier kennt mich als Stadtbüchereigänger.

Ich lebe derzeit auf drei Stockwerken in einem von drei Häusern, die zur Bruderhaus Diakonie, einer kirchlichen Sozialeinrichtung, gehören. Dazu gehört ein kleines Zimmer und ein kleines Büro sowie Bad und Toilette. Zu dritt bewohnen wir Küche, Ess- und Wohnzimmer. Ein Keller mit Waschmaschine und Gefriertruhe steht uns auch zur Verfügung. Abends schaue ich oft die Fernsehnachrichten im Dritten Programm SWR, dem Südwestrundfunk mit Baden-Württembergischen und dann bundesdeutschen Nachrichten!

Zum Abschluss zu meinem Projekt. Meine Richtung, mein Ziel und meine Konkretion ist die Heilung. Es geht um meine eigene und einen Schritt auf dem Weg für die Menschheit. Beides gehört zusammen. Was kann die Menschheit und ich zusammen erreichen?

Zunächst will ich mehr selbständig werden und in einem neuen Status neben meiner Sozialhilfe die dann erlaubten circa 400 Euro verdienen. Das soll durch Malerei, Töpferei und Verkauf von Souvenirartikeln aus Australien geschehen.

letzten drei Klassen jeweils nur eins von beiden, Musik vor allem nach Wahl und dazwischen nur vereinzelt statt.

In meiner Gymnasialzeit bin ich seit 1972 Mitglied der Katholischen Studierenden Jugend (KSJ). Sie gliedert sich in die Schülergemeinschaft im Bund Neudeutschland und Heliand Mädchenkreis. Sie ist Mitglied im Bund Deutscher Katholischer Jugend (BDKJ). Die KSJ, die Katholische Junge Gemeinde (KJG) und andere Jugendverbände organisieren sich in der Diözese Rottenburg-Stuttgart. Ihre Bildung und Verwaltung hat Ihren Sitz im Jugendhaus Wernau/Neckar bei Plochingen, in der ich meinen Zivildienst ableistete.

In der Ehinger KSJ übte ich mehrere Aufgaben und Funktionen aus:

- 1974 - 1978 Gruppenleiter einer Unterstufengruppe in Ehingen; Ausbildung in einem je selbständigen Grund- und Aufbaukurs für Gruppenleiter Januar 1975 bzw. Oktober 1976, sowie in den jährlichen Leiterwochenenden. Teilnahme an den monatlichen Praxisrunden für Leiter.
- 1974 - 1979 Mitglied der Leiterrunde in Ehingen; verantwortliche Mitarbeit bei verschiedenen Aktionen und größeren Veranstaltungen
- Schuljahr 1977/78 verantwortlicher Kassierer in Ehingen
- Schuljahr 1978/79 Leiter einer Oberstufenarbeitsgemeinschaft in Ehingen
- verantwortliche Mitarbeit im Leitungsteam von größeren Freizeiten und Zeltlagern 1976, 1977 und 1979 der Stadtgruppe Ehingen
- Mitarbeit im Leitungsteam von Wochenkursen für Gruppenleiter 1978/79.

Darüber hinaus war ich seit Frühjahr 1977 KSJ-Außenvertreter im Stadtjugendring Ehingen.

Ebenso habe ich an vielen Aktionen wie Glassammlungen, Blindensammlungen und Bazars des Arbeitskreises für die Dritte Welt mitgearbeitet.

In der Kirchengemeinde half ich bei der Vorbereitung und Durchführung von Jugend-Gottesdiensten, Gemeindefesten und anderen öffentlichen Veranstaltungen wie die für Kinder und Jugendliche. Die aktive Teilnahme am kirchlichen Leben der Gemeinde zeigte sich auch durch elf Jahre Ministrant sein und 1978 bereitete ich eine Gruppe zur Firmung vor.

Durch meine kirchliche Jugendarbeit konnte ich zeigen, dass mein christlicher Ansatz ein wesentlicher Beitrag zur sinnvollen Lebensbewältigung für mich darstellte.

Grundwerte menschlichen Lebens und Zusammenlebens, aber auch mein Menschenbild lassen christliche Grundsätze nicht verkennen. Die zwei Eigenschaften Zuverlässigkeit und Verantwortungsbewusstsein stehen in meiner persönlichen Wertordnung obenan, was mir auch bestätigt wurde.

Ich beende das Mathematisch-Naturwissenschaftliche Gymnasium Ehingen in Baden-Württemberg am 30. Mai 1979.

3 Praktikum „Arche-Gemeinschaft“

Im Juni 1986 packe ich für ein Jahr meine Satteltaschen um mit dem Fahrrad die 1000 km nach Südfrankreich in eine Arche-Gemeinschaft zu radeln. Meinen Eltern lasse ich einen Auswahlband aus dem Rundbrief an die Freunde der Arche 1980 – 1983 mit einer Widmung zurück. Dieser Sammelband konnte bei der Archekennerin Anneliese Grasreiner für 9 DM in Merzhausen bei Freiburg bestellt werden [1]. Dieser Abschnitt speist sich daraus, zwei Mahatma Gandhi- Büchern und meinen eigenen Erinnerungen daran. Er beschreibt:

- die Arche als Gemeinschaft und Bewegung
- das Leben der Gemeinschaften
- die Gründergestalten
- Arbeit und Fest
- das Innere Leben
- die Macht der Friedfertigen
- die Gewaltfreie Aktion Arche.

Ich beginne mit dem ersten Spiegelstrich. Die Arche ist ein Orden und eine Bewegung. Den Orden bildet der Kern der „Compagnons“ (Gefährten), und die Bewegung besteht aus all denen, die der Arche mehr oder weniger fest verbunden sind, jedoch außerhalb der eigentlichen Gemeinschaft leben. Die Arche erscheint vor allem ein Experiment einer Gesellschaft zu sein, in der alle Bereiche des geselligen und privaten Lebens nach den Prinzipien und Methoden der Gewaltfreiheit gestaltet sind. Die Arche-Gemeinschaft will Gewaltfreiheit und Spiritualität im Alltäglichen, bei der Arbeit, in Beziehungen und im politischen Engagement umsetzen. Gewaltfreiheit beginnt mit der Achtung vor sich selbst, vor dem Anderen in seiner Verschiedenheit und vor der Erde, die uns anvertraut wurde. Ein anderes Wort für Gewaltfreiheit ist Einheit: Einheit von Denken und Handeln, Handeln in Übereinstimmung mit dem, was ich bin und was ich glaube. Durch diese permanente Aktion stellt sich ein Bildungszentrum dar, dessen Einfluss dank der zahlreichen Kontakte nach außen in die ganze Welt ausstrahlt.

Die Archegemeinschaft hat auch Gelübde, die die Compagnons ablegen, um sich an die siebenfache Ausrichtung zu halten und darin vorwärts zu gehen. Dazu gehört:

Uns in den Dienst unserer Brüder zu geben, angefangen mit der Arbeit unserer Hände, damit wir zumindest niemandem zur Last werden, damit wir für uns und für alle Menschen einen Ausweg finden aus den Notständen, den Missbräuchen, den Knechtschaften und den Verwirrungen unseres Zeitalters. - An uns selber zu arbeiten …

Den Regeln und der Disziplin der Arche zu gehorchen, ebenso den Verantwortlichen, die dem gemeinsamem Willen dienen und ihn zu einem lebendigem Gesetz machen.

Die Verantwortung für unser Handeln zu übernehmen, unsere Fehler anzuerkennen und Verfehlungen wiedergutzumachen.

Uns zu reinigen von allem Streben nach Besitz, Gewinn und Herrschaft … durch das Fasten, die Übungen, den „Rappell“ und das Gebet.

Einfach, maßvoll und rein zu leben um so auf dem Weg zur inneren Freiheit und zur vollkommenen Liebe immer weiter zu gehen.

Der Wahrheit zu dienen, mutig zu sagen, was wir für wahr halten, wenn nicht Klugheit, Nächstenliebe oder Achtung vor dem anderen uns zu schweigen gebietet.

Keinem menschlichen Wesen und soweit es geht keinem Lebewesen zu unserem Vergnügen, zur Bereicherung oder zu unserer Bequemlichkeit ein Leid zuzufügen. ...Konflikte zu lösen, Maßlosigkeiten anzuhalten und Unrecht wiedergutzumachen; dies durch die Gewaltfreiheit, welche die Kraft der Wahrheit ist; um zu überzeugen, nicht um zu siegen; um zu versöhnen, nicht um zu beherrschen; um den Frieden zu erringen.

Gib uns Herr, dass wir unser Gelübde bis zum Ende durchtragen, dass wir Dich erkennen, Dich lieben und Dir dienen, um wirklich zu sein.

Außerdem gibt es Verbündete. Ein solcher ist jemand, der seinem Leben einen Sinn geben möchte, einen Sinn, den er in der Arche gefunden hat.

Der gesamte Sinn der Arche ist im Äußeren die Gewaltfreiheit und im Inneren das geistige Leben.

Verhehlen wir uns nicht, dass die Arche, was man ihr so oft und so heftig vorwirft, gegen die Zeit und gegen den Strom schwimmt. Freunde, Verbündete zu haben, hilft uns sehr. Der Mensch ist nicht dazu gemacht, alleine zu leben. Jeder Gedanke bedarf eines Widerhalls und einer Resonanz. Dann bekommt er Lebenskraft und beginnt ins Handeln einzufließen. Die erste Arbeit, die wir zu Hause und in den Gruppen zu tun haben, ist die Weitergabe der „Lehre“.

Freunde der Arche nennen sich Menschen, die mit dieser Richtung einverstanden sind und sie dort, wo sie sind, zu verwirklichen suchen.

Der Archefreund sollte seine Bemühungen in verschiedene Richtungen aufzeigen. Die Arche spricht von fünf Ebenen der Arbeit. Es sind fünf, wie die Finger einer Hand.

Die erste Arbeit der geistigen – und gar nicht neuen, sondern traditionsreichen – Lehre der Arche ist es vorgefertigte Meinungen in Frage zu stellen. Seid Wahrheitssucher und nicht Ansichtenvertreter. Es gibt eine Gewaltfreiheit des Intellekts und des Gesprächs, die es sich zu erwerben gilt. Die Aufgabe des „Gruppenchefs“ ist es zu versuchen tiefe Wahrheiten zu vermitteln und nicht irgendeine „Persönlichkeit“ zu behaupten.

Wir fürchten niemandes Argumente. Das Licht bricht hervor durch die einsame, geduldige und tiefe Meditation. Denn auffassen ist noch nicht verstehen. Verstehen heißt in sich aufnehmen, eine Wahrheit sein eigen machen, sie vom Kopf ins Herz hinunterholen, vom Herzen in den Körper und sie durch den Körper in Handlungen einfließen zu lassen. Das heißt, sie ins Sein aufzunehmen.

Die zweite Arbeit ist die Notwendigkeit des Gebets und der Übung. Die Übung ist die horizontale Dimension der Arbeit und das Gebet der vertikale Stamm. Durchs Gebet gebt ihr den Bemühungen eine Richtung, ihr reinigt sie und erhöht sie und ihr bittet um eine Kraft von oben, und es heißt, dass wer bittet, dem wird gegeben.

Die dritte Arbeit ist es die Übung auszudehnen und durch die Überwachung (Kontrolle) des täglichen Lebens andauern zu lassen: Die Kontrolle über die Sinne, die Phantasie, die Reaktionen, die Worte, die kleinen täglichen Impulse. Diese Arbeit verlangt eine beständige Aufmerksamkeit, viel Demut und Geduld.

Die vierte Arbeit sagt uns wir sind nicht in einer abgeschlossenen Welt. Wir bitten ja jeden Tag darum, „mehr zu verstehen als verstanden zu werden“ und „mehr zu lieben, als geliebt zu werden“.

Die fünfte Arbeit ist die letzte für die Freunde (für die Compagnons ist es nicht die letzte). Es ist die Arbeit der Hände. Für Gandhi ist sie von größter Bedeutung und darin unterscheidet sich ein Anhänger Gandhis von jedwedem anderen Pazifisten. In diesem Zusammenhang wird auch von der Vollkommenen Arbeit gesprochen.

Ältere Auszüge aus der Kommentierung der „Versprechen" der Verbündeten folgen nun. Dazu gehört die Armut. Sie lässt sich nicht am ökonomischen Maßstab messen, sie ist eine Geistesverfassung. Dazu gehört unser Leben zu vereinfachen und das in dem Maß, wie es möglich ist, wie es nicht auf Kosten anderer Menschen geht.

Die Wahrheit ist nicht ganz einfach. Sie zu begehren gilt es zu kultivieren. Bei diesem Gelübde der Wahrhaftigkeit, wie bei allen anderen, gibt es eine Annäherungsbewegung auf etwas hin, das im Unendlichen erst erreicht wird.

Stellt auch die vollkommene Rechtschaffenheit vor euer Gewissen und sucht ein Mittel euch zu befreien. Seid euer eigener Richter. Ich will kein warmes und kaltes Wasser in meinem Gefängnis meines Lebens, ich will eine Feile.

Blicken wir uns in der Welt um. Welcher Unfriede, welche Spannungen im Zusammenleben der Menschen kennt unsere Menschheitsgeschichte. Vergangene Epochen kennen Erscheinungen, die uns heute ungeheuerlich vorkommen. Die Tatsache zum Beispiel, dass in den griechischen Stadtstaaten auf jeden freien Mann fünf Sklaven kamen. Oder die Frauen in der französischen Revolution, die Freiheitsrechte für sich forderten, wurden guillotiniert. Auch heutzutage sind manche Dinge ungeheuerlich. Als historisch gewordene und demzufolge vergängliche Erscheinungen werden Lohnarbeit und Kriege genannt.

Es stellt sich die Frage, ob es überhaupt eine Form des Zusammenlebens gibt, die nicht auf solchen Ungeheuerlichkeiten beruht?

Die Antwort der Arche lautet klar Ja! Es gibt sie und sie ist auch schon verwirklicht worden. Es ist die Form des Stammes. Dabei schließt die kleine, überschaubare Gemeinschaft des Stammes nicht aus, dass sich mehrere Stämme zu wiederum stammesähnlich gegliederten größeren Organismen zusammenschließen können.

In diesen Stammesgesellschaften, die keine Herrschaftsstruktur und Hierarchie kennen und aufkommen lassen, kommt es auch weder zu Unterdrückung und Ausbeutung, noch zur Entwürdigung des Menschen in der Sklaverei. Darum ist der Stamm das Vorbild der Arche!

Neuere ethnologische Forschungen zeigen uns „primitive" Kulturen, – „primitiv" weil ohne zentrale Staatsgewalt, ohne Schrift und ohne Geschichte – mit Stammescharakter, besonders in Nord- und Südamerika … und Nordafrika, die die verschiedensten Mechanismen eingebaut haben, um Herrschaft zu vermeiden oder abzubauen. Zur Veranschaulichung einige Beispiele:

Der Reichste wird für zwei Monate zum König gewählt. Diese Würde verpflichtet ihn zu großzügigem Verhalten. Er lädt sein Volk zu einem großen Fest ein und so wird er binnen kurzem zu einem der Ärmsten. Bevor er völlig ruiniert ist, ist seine Zeit abgelaufen.

Oder: Es ist eine Schande, das was man selbst erjagt hat, auch selbst aufzuessen; es muss verteilt werden.

Eine alt jüdische Vorschrift benennt alle sieben Jahre ein Sabbatjahr. Das ist ein Jahr der Feste und Feiern, in dessen Verlauf aller materieller Überschuss dahinschwand. Zudem musste alle 7 mal 7 = 49 Jahre das gesamte Vermögen an die Gemeinschaft zurückgegeben werden, um neu verteilt zu werden. Damit wird soziale Geltung und Ehre nicht mit dem Besitz des Reichtums, sondern mit dessen Veräußerung gekoppelt.

In diesen Stammesgesellschaften kommt es auch weder zu Unterdrückung und Ausbeutung noch zur Entwürdigung des Menschen. Darum wurde und ist der Stamm das Vorbild der Arche.

Der patriarchalische Orden erinnert an das Alte Testament und damit seine Patriarchen Abraham, Isaak, Jakob und auch Noah. Sie sind die Väter der Stämme Israels. Hier tritt nur an die Stelle der Blutsverwandtschaft die geistige Verwandtschaft.

Das Leben in der Arche bedeutet also einen Lernprozess. Das Ziel ist eine völlig neue Sicht der Dinge, eine Umkehr, eine Konversion im wahrsten Sinn des Wortes. Diesen Weg zu gehen braucht Zeit und Ruhe. Wer die Gewaltfreiheit sucht, muss zuerst seine innere Einheit finden. Er muss sich kennen und immer wieder Infragestellen und das heißt sich ändern. Dies ist auch eine der ersten Erfahrungen in der Arche. Der freie Mensch gehorcht den selbstgewählten Grundsätzen. Eigentlich genügt der Grundsatz: „Liebe und handle so, dass Du geliebt wirst.“ Mannigfache Regeln lassen sich daraus ableiten. Dass sie überhaupt existieren und wir ihrer bedürfen beschreibt unser auf dem Weg sein zur Vollkommenheit und damit auch unserer Vorläufigkeit und damit unserer Grenzen.

Die Regel ist dazu da um zu helfen. So sind Freiheit und Gehorsam keine unvereinbaren Prinzipien, sondern notwendige Komponenten des Gemeinschaftslebens, deren Gleichgewicht immer von neuem gefunden werden muss. Seit den Anfängen der Arche 1949 hat sie sich weiterentwickelt.

Das gilt für die Menschen und deren Strukturen.

Im zweiten Kapitel und Spiegelstrich meiner Gliederung zur Archegemeinschaft geht es folglich zu dem Bereich: Aus dem Leben der Gemeinschaften. Meine konkrete Zielgemeinschaft Nogaret ist von der Zufahrt her nur durch die größere Muttergemeinschaft La Borie Noble zugänglich. Es ist eine von dreien auf gemeinsamem Grund und Boden. Sie liegen im Süden unseres Nachbarlandes bei Montpellier, Beziers in Le Bousquet d`Orb. Ich habe meinen langen Aufenthalt (Stage) und auch die anderen Archeorte in wirklich guter Erinnerung. Ich war angemeldet. Mein Schulfranzösisch wurde intensiviert und internationales Zusammenleben von Einzelnen als auch von Mann, Frau und Kind normal. Mit dem Lauf der vier Jahreszeiten durfte ich auch Tiere, Pflanzen, die vier Elemente, Handwerke, Feste und Gewaltfreie Aktionen vielseitig miterleben und kennenlernen. Die stündliche Schweigezeit, Rappell genannt, und das tägliche abendliche im Kreis stehen mit dem eigenen Feuergebet sprechen, geschrieben von Lanza del Vasto, um ein reales Holzfeuer hat mich nachhaltig geprägt. Der geregelte Tagesablauf kannte auch Körperübungen und Yoga ebenso wie Handarbeit und selbstgemachtes Essen zusammen einnehmen.

Im dritten Spiegelstrich geht es um die Gründergestalten Lanza del Vasto und Vinoba Bhave. Ich will sie hier um die ursprüngliche Gründergestalt Mahatma Gandhi ergänzen [2].

Der Inder Mahatma GANDHI lebte vom 2.10 1869 bis zum 30.1.1948 und steht mit seinem Namen weltweit für Gewaltfreiheit.

Als Gandhi als Sohn des Chefministers des Fürstentums Porbandar geboren wurde, stand Indien unter der Herrschaft der britischen Kolonialmacht. Gandhi wuchs in einem wohlhabenden und hinduistisch streng gläubigen Elternhaus auf, von hoher Religiosität und asketischer Lebensweise.

Im Alter von 13 Jahren wurde er der indischen Tradition folgend verheiratet. In Indien ging er zur Schule. Das Studium der Rechtswissenschaften absolvierte er 1888-1891 in London, in Europa.

Als gläubiger Hindu beschäftigte er sich dort auch mit dem Christentum. Insbesondere mit Jesus Bergpredigt. Die altindische Lehre des Ahimsa und die Schriften von Tolstoi brachten ihn zum gewaltlosen Widerstand. Auf Geheiß seiner Familie reiste er 1891 für einen Rechtsstreit nach Südafrika. Eine Reise erster Klasse wurde ihm verweigert und der Zug fuhr ohne ihn ab. Auch wurde den Indern das Stimmrecht aberkannt und weitere diskriminierende Gesetze schränkten ihre Freiheit erheblich ein. Daraus entwickelte sich ein Aufenthalt von 21 Jahren. Während dieser Zeit entwickelte er seine politische Philosophie und sammelte erste Erfahrung bei ihrer Umsetzung.

1914 zurück in Indien unter britischer Herrschaft begann er auch hier 1919 eine erste Welle zivilen Ungehorsams. Sie setzte auf eine Nichtbeteiligung der Inder an den Institutionen der britisch- indischen Regierung und Bildung. Auch ein Boykott britischer Firmen und Produkte folgte. Gandhi regte auch eine Reaktivierung der Hausspinnerei an. Daraufhin wurde er verhaftet und zu Gefängnis verurteilt. Nach zwei Jahren wurde er 1924 wegen Krankheit entlassen.

Als sich die britische Regierung 1930 weigerte, Indien den Status eines vollwertigen Commonwealth-Staates zu gewähren, löste er die zweite Welle des zivilen Ungehorsams aus. Diesmal wollte er bei einem Salzmarsch mit Hunderttausenden Landsleuten gegen das britische Salzmonopolgesetz, das freie Herstellung und Verkauf von Salz verbot, demonstrieren. Gefängnis und Hungerstreiks folgten. 1947 wurde die Unabhängigkeit und die Teilung Indiens in Indien und Pakistan verkündet. Gegen die folgenden bürgerkriegsähnlichen Unruhen setzte er seine ganze „Autorität" ein, was ihm auch gelang. Ein fanatischer Hindu erschoss ihn am 30.Januar 1948 in Delhi. Hermann Hesse schreibt dazu: Sein Tod war die gewissermaßen legitime Antwort der Welt auf Gandhis Leben und Werk, so wie Golgatha die folgerichtige Antwort der Welt auf Jesus war [3].

Zu den Geistigen Vätern der Arche gehört auch LANZA DEL VASTO: 29.9.1901 bis 5.1.1981.

Er ist in Apulien/Italien geboren. Sein Vater ging über ein paar Ecken auf Friedrich II zurück. Seine Mutter war Belgierin. Seine Eltern heirateten nach ein paar Wochen. Er war der erste von den drei Söhnen. Sie wuchsen dreisprachig auf. Der Vater hatte keinen Sinn fürs Geld, aber für soziale Gerechtigkeit.

Nach zehn Jahren wurde die Ehe geschieden. Der Mutter stand er auch geistig nahe.

Er war ein mittelmäßiger Schüler in einer Eliteschule. Er machte mit seinem Bruder Lorenzo Weltverbesserungsvorschläge. Er wandte sich vom Lebensstil der Oberklasse ab und nahm 1926 den Namen seines Ahnen, des Troubadours an: Lanza del Vasto, d. h. von der Wüste oder Weite.

1927 schloss er sein Philosophiestudium mit einer Doktorarbeit über das geistige Prinzip der Trinität ab. Ein Freund stieß ihn auf Thomas von Aquin und damit auf „Gott ist Relation, aber eine unbewegte und nicht relative", genau die These seiner Doktorarbeit.

Mit 32 traf er den 19-jährigen Luc Dietrich, der sein innigster Freund wurde. Er machte seine erste Fußreise. Die ersten Buchkonzepte entstanden.

Fragen der Gewalt und des Unfriedens führten ihn schließlich zu Gandhi, den einzigen, der das Evangelium Christi zu leben schien. Er beschloss 1936 den Weg nach Wardha/Südindien mit einem Tuch um die Hüften, barhaupt und barfuß wie ein Inder zurückzulegen. Drei Monate verbrachte er jeden Tag eine Stunde im Gespräch mit dem Mahatma in seinem Aschram. Auf Nachfrage erhielt er den Namen Shantidas = Friedensdiener. Dann begab er sich auf eine Pilgerfahrt zu den Quellen des Ganges, wie sie jeder fromme Hindu einmal in seinem Leben zu machen gelobt. Im Himalaya hörte er plötzlich klar und deutlich seine innere Stimme sagen: „Was machst du hier, geh heim und gründe." Ihm wurde eindeutig klar einen Aschram der Gewaltlosigkeit in Europa zu gründen.

Zurück bei Gandhi meinte dieser: „Wenn Du berufen bist, tu`s."

Es kam der Krieg. Sein Buch „Die Pilgerfahrt zu den Quellen" erschien 1943 und wurde in viele Sprachen übersetzt. Und bald kam auch das ersehnte Zeichen. Ein paar junge Menschen fragten ihn, was sie nun tun könnten. Bald gab es in Paris ein Schnitz- und ein Webatelier und man traf sich zum Bibelstudium. Der Kreis zog immer mehr Menschen an, aber auch den Argwohn der Kirche. 1945 starb sein Freund Luc durch eine Granate.

Shantidas heiratete Chanterelle 1948. Zusammen gründeten sie die erste Kommunität in Tournier, Westfrankreich. Sie lernten pflügen, einer zog und der andere führte den Pflug. Eine offene Gemeinschaft entstand, das Verantwortlichsein musste gelernt werden. 1952 musste die Gemeinschaft aufgelöst werden.

Shantidas fuhr das zweite Mal nach Indien zum Lernen. Gandhis geistiger Nachfolger, Vinoba Bhave, zog von Dorf zu Dorf und forderte von den Grundbesitzern 20% für Landlose, keine Almosen, sondern Gerechtigkeit.

Vor wie nach seiner Indienreise machte er es sich zur Aufgabe überall in Frankreich für die Gewaltfreiheit zu sprechen und Freundesgruppen zu gründen. Als Herausgeber der Monatszeitschrift „Les Nouvelles de l'Arche" trug er dazu bei seine Ideen zu verbreitern und eine Brücke zwischen der Gemeinschaft und den Freundesgruppen zu bilden. Die Gemeinschaft bei Bollène wurde 1954 gegründet. Aus ihr sind die heutigen Gemeinschaften hervorgegangen.

Im Alter von 79 Jahren ist er gestorben. Er war Musiker, Philosoph, geistiger Anreger, sozialer Erneuerer und Kämpfer der Gewaltfreiheit, deren Prinzipien er 1937 bei Gandhi aufgenommen hat. Die Einheit des Gedankens wurde Grundlage seiner Philosophie und die Einheit des Lebens Grundlage seiner Gemeinschaften. Damit wurde er in Europa zum Vorläufer der Gewaltfreiheit, der Kommunenbewegung, des Umweltschutzes und der Selbstverwaltung in seinen Gemeinschaften. Er war gegen die zivile und militärische Atomkraft. Er verdammte die „Prostitution der Wissenschaft vor dem Reichtum der Industrieunternehmen und der Gewalt der Staaten“, was nach ihm „das größte Verbrechen der westlichen Welt“ darstellte.

Im Larzac-Kampf der Bauern gegen die Soldaten, die unser Land nehmen wollten, zeigte er 1972 dass Frankreich der drittgrößte Waffenexporteur der Welt ist. Mit dem Fasten holte er uns aus unserem kleinen ungestörten Leben heraus und brachte uns weiter in der Bereitschaft für die anderen uns einzusetzen.

Ein Jahr nach Lanza del Vasto starb ACHARYA VINOBA BHAVE: 11.9.1895-14.11.1982.

Vinoba Bhave ist Gefährte und Geistiger Erbe Gandhis. Er lebte ein Leben im Dienst der Entrechteten.

Durch ein zehntägiges Fasten bereitete er sich auf seinen Tod in seinem Aschram in Wardha, Indien vor. Die Medikamente, die ihm namhafte ärztliche Kapazitäten im Auftrag der Regierungschefin Indira Gandhi verschrieben hatten, lehnte er ab. Mit 87 Jahren und seinem letzten Herzanfall sah er ein Zeichen, dass ihn das erwarte und überließ sich ihm willig.

Seit langer Zeit lebte er einzig von dem, was er selbst herstellte oder was man ihm gab. Er hatte kein Geld und lebte äußerst genügsam.

Nach seiner Begegnung mit dem Mahatma Gandhi 1916 gab er seinen Mathematikerberuf auf. Er verbrannte seine Diplome und seine Brahmanenschnur. An der Seite seines neuen Meisters gab er sich ganz dem sozialen und politischen Engagement hin. Mit dem Latrinenleeren übernahm er in der Gemeinschaft Gandhis die niedrigsten Arbeiten. Damit verletzte er mit Absicht die strengen Regeln seiner Kaste. Wegen zivilen Ungehorsams verbrachte er viele Tage im Gefängnis. Schließlich wurde er die rechte Hand Gandhis.

Dem Werben der Engländer unter den Indern 1940 für Rekruten in ihrer Armee hielt Vinoba Reden gegen den Krieg entgegen und wurde deshalb bis Kriegsende eingesperrt.

Nach dem Tod Gandhis 1948 schuf er mit anderen Anhängern die Bewegung „Sarvodaya“. Das kann man mit „Bruderschaft im Dienst der Entfaltung aller“ übersetzen. Aus dieser Bewegung gingen mehrere andere hervor. Sie hatten alle das Ziel, die Gewaltfreiheit oder „Ahimsa“ ins praktische Leben zu übertragen.

Am 18.4.1951 fragten ihn ein paar Parias nach seiner Friedensansprache um Land und sie würden ihr Leben lang friedlich sein. Der Redner sann nach und wandte sich mit folgenden Worten nochmals ans Volk: „Unter euch sind doch Reiche! An die wende ich mich jetzt. Ihr habt meine Worte über den Frieden gehört und anscheinend habt ihr alle sie für gut befunden. Ist es möglich, dass keiner von euch beweisen möchte, dass er sie verstanden hat? Indem er z.B. den Hunger nach Land stillt, unter dem diese armen Bauern leiden?“ Sofort erhob sich ein Mann namens Rama Tchandra Rao und bot hundert Acres (Morgen,2 1\2 Acres = ein Hektar) an. Anstatt den Redner in Verlegenheit zu bringen wurden sie auf der Stelle beschenkt.

Vinoba sah darin ein Zeichen Gottes. Er hat die ganze folgende Nacht darüber meditiert und am Ende gewusst, was er zu tun hatte.... das Boodan zu predigen; so unmöglich erschien es jedem vernünftigen Menschen, auf diese Weise eine der größten Wunden Indiens und der Welt zu heilen. Ich hätte den Mut dazu nicht gehabt, wenn ich auch den Gedanken schon gehabt hatte. Ich habe mein Vertrauen in ihn gesetzt. Auch wenn meine Vernunft mir zu bedenken gab, wie unermesslich diese Aufgabe sei und gegen alle Feigheitsgedanken habe ich mich in das Abenteuer begeben.

In Europa ist es Lanza del Vasto in den französischsprechenden und Arthur Koestler in den englischsprechenden Ländern, die

Vinoba und seine berühmte „Boodhan“ (=Landgabe)-Aktion bekannt machten. Dafür wanderte er zu Fuß durchs Land.

Von der Landgabe ging Vinoba einen Schritt weiter und bewegte ganze Dörfer zum „Gramdan“ (= Dorfgabe). Mit dieser gemeinsamen Verwaltung des bebauten Landes entwickelten sich seine Reformpläne weiter zum „Gramaraj“, der Dörferrepublik. Somit kam ein gewaltiger Prozess der sozialen und politischen Dezentralisierung in Gang, durch den möglichst viel Verantwortung von

den einzelnen Menschen selbst übernommen wurde, die ihrerseits in die örtliche Gemeinschaft eingegliedert sind. 1960, nach neun Jahren Wanderschaft kreuz und quer durch Indien in Begleitung vieler Getreuer hatte Vinoba auf diese Weise mehr als zwei Millionen Hektar zur Verteilung geschenkt bekommen und ungefähr 60 000 km als Verkünder der Gewaltfreiheit zurückgelegt.

So große Dinge zu vollbringen sind die Frucht seines Willens und seines Wollens! Und das ohne Ferien, ohne Feiern und ohne Ermüdung.

Beim vierten Spiegelstrich geht es um Arbeit und Fest. „Zusammen arbeiten macht euch einig, – zusammen feiern noch viel mehr!“ (Shantidas)

Über die Arbeit! In allen Gesellschaften ist die Arbeit die besondere Angelegenheit der untergeordneten und schlechter gestellten Klassen. So war es zu fast allen Zeiten. Gott sagte zu Adam: „Im Schweiße deines Angesichts sollst du dein Brot verdienen!“

Das kleinste Gebot, aber das erste im Ablauf der Zeiten lautet: Du sollst arbeiten, um zu essen. Wie, so fragt Tolstoi, kann man das größte Gebot, Gott und seinen Nächsten wie sich selbst zu lieben, befolgen, wenn man das kleinste Gebot nicht befolgt hat?

Seinen Nächsten lieben bedeutet, diejenigen zu speisen, die Hunger haben, und diejenigen zu kleiden, die nackt sind. Um zu arbeiten, muss man Kraft und Intelligenz besitzen.

Bereicherung, Machtausübung, Nutznießung der Frucht der Arbeit, ohne selber zu arbeiten, Unterjochung von Menschen, damit sie durch ihre Mühsal die Untätigkeit und den Überfluss der Mächtigen garantieren, das war von jeher die Angelegenheit der intelligenten und starken Menschen! Und das ist die Weltgeschichte. Spiel und Kampf sind das Gegenteil von Arbeit. Der Arbeiter ist das hilfloseste, wehrloseste, am meisten benachteiligte und ungeschickteste von allen Gliedern der Gesellschaft. Je größer, aufwendiger und pompöser die Zivilisation ist, die sich auf ihn stützt, desto tiefer wird er zu Boden gedrückt. So erklärt es sich, dass derjenige,dem die anderen ihr Brot und ihr Leben verdanken, selber im Schatten der Verachtung und des Mangels bleibt. So entsteht die Hölle der Arbeit.

Die gewaltlose Revolution muss sich auf den umgekehrten Weg begeben, nämlich auf freiwillige Annahme der Arbeit als Anstandsregel und Gewissenspflicht. So handelte Gandhi … nach der tätigen Armut. Arbeit wird zur geistigen Nahrung. Besonders grobe und stumpfsinnige Arbeiten können betend, meditierend oder singend verrichtet werden. Sie lehren uns die Beherrschung des Körpers und fördern unser seelisches Gleichgewicht. Wir können die Stärkung des Willens und den Frieden des Herzens finden.

Das Leben fängt nicht erst nach der Arbeit an, die Arbeit soll selbst Ausdruck der Lebensfreude sein.

Grund und Ziel der Arbeit müssen durchsichtig und verantwortbar sein. Unsere Arbeit darf in keiner Weise mit der Ausbeutung anderer zusammenhängen. Darum reduzieren wir unsere Bedürfnisse.

Der Schaffende soll das Ergebnis seiner Arbeit sehen können. Der Mensch muss die Maschine bedienen. Der Mensch ist das Maß. Das ist die Grenze zwischen Werkzeug und Maschine, die wir nicht überschreiten wollen.

Eine gesellschaftliche Veränderung soll statt durch „Vermehrung der Freizeit“ durch die „Vereinfachung der Arbeit“ erreicht werden.

Anstatt an der Kette (=Fließband) zu arbeiten, verrichten wir eine Kette von Arbeiten, um unser Erzeugnis vom Anfang bis zum Ende entstehen zu sehen.

Das Brot, das wir miteinander teilen, kommt auf unseren Tisch als Ergebnis einer ganzen Reihe von Arbeiten: der des Bauern, der des Müllers und der des Bäckers. Aber diese Arbeiten haben auch an unserer Einheit untereinander mitgewirkt und damit an etwas größerem Ganzen, das uns verbindet und damit sinnstiftend wirkt. Dies sprengt auch die „Ketten der Knechtschaft“ und kann als Spiritualität in der Arbeit oder als Soziale Gerechtigkeit bezeichnet werden. Nicht nur den Compagnon auch den Praktikanten überkommt die Gewissheit: Ich habe mein Brot verdient!

Gleichberechtigung in der Arbeit?

In der Aktion, in Entscheidungen in der Gemeinschaft und in den Verantwortlichkeiten d. h. Zuständigkeiten für die verschiedenen Bereiche sind die Frauen und Männer gleichgestellt.

Unterschiede bestehen in der Küche. Das kommt von den verschiedenen Körperkräften her.

Auch muss man sich auf dem Hof und im Garten auf eingearbeitete „Mannschaften“ verlassen können.

Viele unserer jungen Frauen erwarten auch Kinder und da sind dem Einsatz draußen natürliche Grenzen gesetzt.

Außerdem sieht man oft Frauen auch schwere Arbeiten draußen tun, aber nur wenn sie es möchten.

Auch heißt es ich bin halt weiblich und ich bin es gern. Inzwischen hat sich das geändert.

Wenn man gelernt hat, jede Arbeit als Dienst zu betrachten, nicht nur zum eigenen Wohl, ist man glücklich in jeder seiner Arbeiten. Das ist auch ein Weg zu innerer Freude und Frieden.

Auch hier entdeckt man: Wenn man nichts mehr zu verlieren hat, gibt es keine Angst mehr und so wird man frei. Das wurde dann mein neuer Kampf: Nicht mehr meinen eigenen Willen durchzusetzen, sondern aufmerksam zu sein auf den Willen des Lebens, der Gegenwart. Die Arbeit ist nicht etwas, das mir gehört, sie wird mir gegeben, um weiterzukommen, da wo ich bin, und so wie ich bin. In der Arche hat man auch das Glück, nicht bezahlt zu werden. So bekommt die Arbeit einen ganz anderen Wert.

Vom Fest

Nicht leicht schließen sich Stämme zu einem Volk zusammen, besonders dann nicht, wenn sie nicht das gleiche Blut, dieselbe Rasse, dieselbe Sprache und dieselbe gemeinsam durchlebte Geschichte haben. Nur der Geist ist stärker als Blut und Sitten und vermag sie zu einen und nur durch das Fest können sie alle von demselben Geist beseelt werden. So schreibt Lanza del Vasto. Auch ist es wichtig, dass dieselben Leute feiern und arbeiten.

Er sagte auch: „Das Fest ist die Arbeit Gottes“. Ob eine Gemeinschaft gelöst und freudig zusammen feiern kann, ist ein Prüfstein für ihre Echtheit. In einer Atmosphäre der Spannung ist sie dazu nicht fähig. Darum wird für die Dauer des Festes die Hierarchie aufgehoben, denn Ungleichheit zerstört das Fest. Das ist auch der Grund, warum in unserer abendländischen Zivilisation die Fähigkeit zu feiern verlorengegangen ist.

Im Mittelalter gab es 180 Feiertage im Jahr: Die kosmischen Feste, die Feste der Heiligen, Wallfahrten, kirchliche und familiäre Feste.

In den Ländern der Dritten Welt blieb die Bedeutung des Feierns bis heute erhalten.

Es ist dabei Sitte einander die Meinung zu sagen ohne sich zu verletzen. Das Fest ist ein Anlass zur Versöhnung.

Zu den Festen in der Arche zählen die Feste der Begrüßung. Die Aufnahme eines Ankömmlings ist eine Handlung der Gewaltfreiheit par Excellance. Bei dieser Wahl zwischen Freund und Feind wählt der Gewaltlose „Freund".

Neben der Hochzeit werden die kosmischen Feste an den vier Eckpfeilern des Jahres gefeiert. Auch hinter der christlichen Sinngebung sind ja kosmische Begebenheiten verborgen.

Weihnachten ist die Ankunft des Lichts. Epiphanie (Dreikönig am 6. Januar), die „Erscheinung des Herrn", liebte Shantidas wegen seiner Symbolik: Die getrennten religiösen Traditionen werden zusammengeführt im Namen eines Jesus ganz ohne Herrschaftsanspruch. Er kommt vollkommen hilflos und hat nichts... Shantidas starb in der Nacht zu Dreikönig 1981.

Ostern ist Auferstehung, Erneuerung des Lebens.

St. Johannes der Täufer am 24. Juni ist das größte Fest der Arche. Er ist der einzige Heilige, der nicht selber Christ war. An der Scheide vom Alten und Neuen Testament stehend wird er von den drei Offenbarungsreligionen, der jüdischen, der christlichen und der islamischen gleichermaßen verehrt. Er verkündete kehret um und ist gestorben um der Gerechtigkeit willen. – Auch Gandhi gehörte in diese Tradition der Wegbereiter. In der Arche werden die neuen Compagnons aufgenommen.

St. Michael ist die Herbst-Tag-und-Nachtgleiche. An Michaelis feiert die Arche noch die „Noachie", das Fest Noahs, der die

Arche baute. Auch schließt sich der Kreis des Wirtschaftsjahres und die Arche macht Kassensturz. Es ist Erntezeit und Neubeginn.

Das Fest ist wie ein Geschmack von dem,was die menschliche Gesellschaft sein könnte, sagt Pierre Parodi, Mohandas, Shantidas Nachfolger.

Der fünfte Spiegelstrich heißt: Vom Inneren Leben

Shantidas sagt darüber: „Ich bin keiner von denen, die den Körper verachten. Ich bin überzeugt, dass der Körper die Sonde, das Maß, der Schlüssel für die gesamte Schöpfung ist, denn der Körper ist das Einzige in der Welt, das wir von außen und von innen zugleich erfahren. Er ist infolgedessen der Weg, auf dem wir ins Innere aller Dinge gelangen können.“

Damit fordert er die Menschen zu einem großen Abenteuer auf. Das Heilmittel gegen die Vergeudung der Hälfte unseres Lebens und unserer Kräfte besteht in der Kunst des Entspannens.

Die nervösen und organischen Verkrampfungen werden beseitigt durch die tägliche Wiederholung von Übungen. Die Körperübungen der Arche sind eine Art Yoga. Im Westen meint man damit meist Hatha-Yoga. Er hat eine geistige und eine körperliche Komponente und sucht den gesunden Körper zu erlangen, der dann ein Instrument zur Harmonisierung geistiger Aktivität wird. Der arbeitende Orden beginnt mit einer halben Stunde Körperübungen, gefolgt von einer halben Stunde Meditationsübung (aufrechtes Sitzen in Stille). Daraus entsteht letztlich das jeweilige allgemeine Gerangel oder „diese Welt“.

Das Fragen nach der Wahrheit ist der erste Schritt zum inneren Leben. Dem voraus geht der Weg zur Selbsterkenntnis und dafür muss ich zuerst drei Irrtümer erkennen:

Der erste Irrtum ist, dass wir uns für unseren Körper halten.

Der zweite Irrtum ist, dass wir uns für unsere Persönlichkeit halten.

Der dritte Irrtum ist, dass wir uns für unsere Gedanken und Gefühle halten.

Nach Shantidas ist der Mensch die innere Einheit der Elemente, aus denen er besteht.

Der Sinn unseres Daseins ist es also das Saatkorn in jedem von uns zum Keimen und Wachsen zu bringen. Die Weise, das zu tun, sind das Gebet und die Meditation, Gerechtigkeit und Nächstenliebe (welche beide in der Gewaltfreiheit zusammenfallen). Diese Forderungen finden wir in allen Religionen.

Eine Methode innerlich still zu werden ist der „Rappell". „Das Zurückrufen" gehört zur Tradition des Orients. Der Körper ist hierbei das Werkzeug des Geistes.

Den Rappell gibt es in der fragenden, in der verneinenden und in der bejahenden Form.

Die Bestimmung der Arche ist es, auf die Umkehr von der profanen zur religiösen Verfassung hinzuarbeiten. Das höchste Ziel jeder Religion ist die Vereinigung der Seele mit Gott.

Die Gebete der Arche sind derart gewählt, dass sich keiner, welchem religiösen Standpunkt auch immer, sich an ihnen stoßen kann. Durch die Wiederholung beginnt man sie zu verstehen.

Von Shantidas stammt auch DAS GEBET UMS FEUER:

> Wir alle sind Pilger und Fremde.
> So lasst uns ein Feuer entzünden an der Kreuzung der Wege,
> um an den Ewigen uns zu wenden.
> Schließen wir den Kreis und errichten einen Tempel im Wind;
> machen wir diesen beliebigen Ort zu einem Tempel.
> Denn die Zeit ist gekommen, im Geist und in der Wahrheit zu beten,

Dank zu sagen überall und jederzeit.
Halten wir inne in der Zeit, schaffen wir eine Mitte gegen all die Finsternis um uns,
und seien wir der Gegenwart gegenwärtig.
Denn vergeblich jagten wir ihr nach, dieser Gegenwart, all unsere Tage,
denn fern war sie uns in dem Augenblick, da sie war.
Jetzt ist sie da, die Gegenwart, vor unseren Augen, in unsern Herzen.
Das Feuer ist Gegenwart, flammend und leuchtend,
ist betende Gegenwart.
Das Feuer ist Opfer dessen was brennt, Wärme des Lebens und Freude der Augen.
Es ist der Tod der toten Dinge und ihre Rückkehr zum Licht.
Feuer der Freude! Leiden und Freude eines im andern,
Liebe ist Freude im Leiden.
Das Feuer ist Leben und Tod eines im andern,
Schein der sich verzehrt und Wesen, das erscheint.
Lasst uns lobsingen in der Sprache des Feuers, verständlich und klar allen Menschen!
Und ihr, die ihr vorbeizieht auf der Straße der Vier Winde,
kommt in unsere Runde und gebt uns die Hand.
Fache uns an, Herr, damit unser Gebet in Flammen emporsteigt,
damit unser Herz aus dürrem Holz und Dornengestrüpp
und sein kurz aufflackernder Lebensfunke
ein wenig dazu diene, Deinen Glanz zu nähren!
Amen

Im sechsten Spiegelstrich geht es um das Buch „Die Macht der Friedfertigen. Radikale Alternativen zu Elend, Knechtschaft, Krieg und Revolte“ von Lanza del Vasto. Die genannten vier Geißeln gehen wie rote Fäden durch die Menschheitsgeschichte. Ein großer Unterschied sieht der Autor zwischen Elend und Armut. Ein Armer ist ein Mensch, der hat, was er zum Leben braucht, aber nichts darüber hinaus. Er sieht darin ein hohes Gut, das sorgsam eingeübt, gepflegt und geliebt werden sollte.

Als Beispiele werden der Heilige Franz von Assisi und Gandhi genannt.

Elend ist ein Zustand, in dem es den Menschen am Lebensnotwendigen gebricht, in dem Hunger und Krankheit an seinem Körper zehren, in dem Kälte und Witterungseinflüsse sein Leben zur Qual machen, in dem Ausbeutung und Entwürdigung der Seele schaden.

Auch der Zustand der Knechtschaft behindert den Menschen in seiner körperlichen, seelischen und geistigen Entfaltung. Er wird hier wie Krieg und Revolte im Sinne der Gerechtigkeit behandelt.

Das erste Kapitel des Buches benennt die Sünde als Absonderung von Gott und beschreibt die „Erbsünde“ des Alten Testaments bis hin zur „Apokalypse“ unserer Art „Zivilisation“ als Alpha und Omega der Weltgeschichte wie sie dann in den folgenden drei Kapiteln bearbeitet wird.

Das zweite Kapitel beschreibt, wie es der Titel benennt: „Das Spiel und der Teufel“. Der Spielleiter ist der „Fürst dieser Welt“.

Das dritte Kapitel heißt „Besitz und Besessene“: Hatte Karl Marx recht? Die Entfremdung des Arbeitenden bis hin zu Wirtschaft und Politik. Montesquieu und die Teilung der Gewalten.

Das vierte Kapitel nennt sich „Macht und Recht“ und beschreibt vom Ahnenkult des Stammes, von (Natur)Religionen, Stadtstaaten bis hin zum Kaisertum, den Tyrannen und von Auflehnung und Umsturz.

Das fünfte und letzte Kapitel beschäftigt sich mit der heutigen Situation und mit der Freiheit des Menschen in sie einzugreifen. Zum Schluss beschreibt er seine eigene Erfahrungen und Erlebnisse bei der Konkretisierung seiner Ideen in der gewaltfreien, der Armut verpflichteten, arbeitenden Ordensgemeinschaft der Arche.

Von den zwei Blöcken und der dritten Kraft

Gandhi lehrte, dass Gewaltlosigkeit und Wahrheit eine einzige Sache sind. Deshalb sind Gewalt und Lüge unzertrennlich.

Der Materialismus ist die Staatsreligion des zweiten Blocks und die vorherrschende Glaubensrichtung des ersten Blocks. Man sagt: „Kommunismus ist Staatskapitalismus".

Jeder Block sieht im anderen die Herrschaft des Bösen, nur dass die andere Hälfte in ihm selber liegt. Die eine Seite betreibt ein Spielkasino und die andere Seite ein Mustergefängnis.

Deshalb hat Gandhi und die Arche gewählt zu kämpfen. Gegen beide Blöcke. Solange es keine „Dritte Kraft" gibt existiert keine Lösung. Die dritte Kraft ist die Kraft des Geistes und ihre Waffe ist die Gewaltfreiheit. Der Weg ist das Ziel!

Ich ende mit dem siebten Spiegelstrich: Gewaltfreie Aktion Arche.

„Die beiden großen Entdeckungen des Jahrhunderts sind: die Atombombe und die Kraft der Wahrheit d.h. die Gewaltfreiheit. Es ist kein Zufall, dass sie zur gleichen Zeit erscheinen. Es besteht eine logische Verknüpfung zwischen beiden: diejenige der Macht der Finsternis mit dem Licht, des Todes mit dem Leben. Und jetzt verlangt die Logik von uns, dass wir wählen!" Shantidas (Technique de la non-violence, S. 234).

Ein bekanntes Beispiel ist die Arche auf dem Larzac.

Vorgeschichte: Die Entvölkerung des französischen Hochplateaus Larzac war eine Folge der Industrialisierung. 1902 wurde dort bereits ein Militärübungsgelände eingerichtet. Besonders nach dem ersten Weltkrieg war das Plateau einer Einöde gleich. In den sechziger Jahren verlor die traditionelle Handschuhindustrie von Millau ihre Bedeutung. Der Roquefort-Käse bekam jedoch als ein anderer Industriezweig zur Blüte. Viele oft junge Pioniere kauften für eine rentable Schafzucht die verlassenen Gehöfte.

1970 sollte das Militärübungsgelände von 3 000 auf 17 000 Hektar erweitert werden und die alteingesessenen und neuen Bauern ausgesiedelt werden. Die zwei Geisteshaltungen solidarisierten sich und befruchteten einander. Nachgeben oder Gewalt bestimmten das erste Jahr der Verhandlungen. Jean Goss u.a. sprachen über die Gewaltfreiheit. So auch Lanza del Vasto am 1.März 1972 in Millau. Seine 14 Tagen Fasten gefiel den Bauern und sie leisteten ihm dabei Gesellschaft. Morgendliches und abendliches Gebet kam gut an bei Ihnen. Der Zusammenhalt der Larzac-Bauern war geboren. Auch eine Beziehung ihres Kampfes zu Gandhi und Martin Luther King sahen sie. Die Bauern entdeckten Zug um Zug sämtliche Methoden des gewaltfreien Kampfes selbst. In jedem Menschen gibt es neben dem Keim der Gewalt auch den Keim der Gewaltfreiheit. Auch ganze Gruppen von Interessierten aus nah und fern kamen ebenso wie das Fernsehen. Es war wie eine gesäte Saat die aufging. Etwas Neues wurde geschaffen. Eine wahre Kulturrevolution fand statt. Unter den Bauern ging es vom Abstimmen einen Schritt weiter zum gemeinsamen Beschließen. Das Bessere, das Neue schlug Wurzeln im Alltag der Menschen vor Visionen in eine bessere Politik und eine neue Gesellschaft entworfen wurden. Den Weg dorthin selbst zu entdecken ist ein entscheidender Schritt. Ein späterer Schritt ist der zu weltweiten Veränderungen und Umwälzungen.

Aktionen, die auf dem Larzac stattfanden:

1. Demonstrationen mit 6 – 100 Tausend Teilenehmern und Gemeinsames wird erlebt.

2. Kontakte zur Armee mit drei Versuchen:

a) Verhandlungen ohne Resultat.

b) Einbruch ins Militärlager und Vernichtung von 400 Akten (1976).

c) Fußmarsch nach Paris (1978) und zwei Monate lang Diskussionen mit der Verwaltungsspitze. Informationen über die wirkliche Lage auf dem Larzac d.h. 103 landwirtschaftliche Betriebe und nicht „sechs oder sieben", usw. aber das Militär bleibt unnachgiebig.

3. Ziviler Ungehorsam, Illegalität. Beispiel „Bergerie": einbehaltener Rüstungssteuerbetrag an Helder Camara als Spende geschickt hat er zurückgeschickt, es selber zu gebrauchen.

1973 mit „3%" Boykottgeld Schafstall in La Blaquiere auf nicht genehmigter Baustelle mit freiwilligen Helfern gebaut. Es entstand auf dem Larzac eine Organisation wie ein Staat im Staate. Beispielsweise ein Telefonnetz, bei dem 7-8 Teilnehmer gleichzeitig Konferenzen abhalten können. Militärbewegungen können in Windeseile durch Gegenmaßnahmen blockiert werden.

Die Arche auf dem Larzac:

Gewaltfreiheit ist die Kraft aus der Einheit. Die wahre Einheit ist ein innerer Zusammenhalt,

aus der heraus etwas Konstruktives getan wird. Hier setzt das Engagement der Arche an.

Die Armee kaufte Höfe auf. So auch der 80 ha große Hof Les Truels. Die Larzacbauern suchten jemanden, der es illegal wieder bewirtschaften würde. Zwei Archefamilien erklärten sich dazu bereit. Das in der Nacht vor dem Einzug von Fallschirmjägern besetzte Wohnhaus wurde nach zehn Tagen wieder geräumt nachdem zwei

Nebengebäude stattdessen eingerichtet wurden. Der Landrat bat die Besetzer: „Nötigt uns doch bitte nicht, unsere Gewalt nach außen zu kehren!“ Felder wurden unter den Pflug genommen und Wege verbessert unter der Mithilfe von vielen, auch vielen deutschen, freiwilligen Helfern.

4. Legale Schritte: der landwirtschaftliche Fond GFA kaufte über 1000 ha Land auf mit dem Ziel, dem Militär den Erwerb des benötigten Geländes zu verunmöglichen. Im Herbst 1979 wurde durch Gerichtsurteil zwangsenteignet. Die große Mehrheit legte sofort Berufung ein und verkauften Parzellen an Ausländer … Die Rechtsanwälte der Bauern bzw. der GFA entdeckten, dass der Landrat von Millau wichtige Unterschriften vergessen hatte. Damit ist das Prozessergebnis ungültig, wenn innerhalb von vier Monaten es dem Militär nicht gelingt das Enteigungsverfahren neu in Gang zu setzen. Nur so war es möglich, das Gesetz in seinen eigenen Schlingen zu Fall zu bringen. Am 10. Mai 1981 wurde ein großes Fest gefeiert. Die Regierung Mitterand ist den Forderungen der Bauern weitgehend nachgekommen. Dazu gehörte auch ein Regionalentwicklungsplan. Die nationale wurde durch internationale Friedensarbeit ergänzt.

Zum Prinzip der Gewaltlosigkeit kann hier zusammengefasst werden: Sich auf ein Projekt konzentrieren und das tun, was möglich ist. Die Nichtzusammenarbeit und der gewaltfreie Widerstand sind hierbei zwei Stufen derselben Sache, doch die zweite ist schwerwiegender. Dadurch wird die staatliche Macht infrage gestellt und das Volk wird aufmerksam auf das Problem.

Das Ende aber ist nicht Sieg und Beute, sondern Versöhnung und Friede. Im gewaltlosen Kampf und in der Wahrheit zu sein

Ich habe im Grundstudium sieben und im Hauptstudium acht Seminarscheine erstanden. Damit konnte ich die Hauptvoraussetzung für den Abschluss des Vor- und Hauptdiploms erbringen.

Die Studienzeit gliedert sich in ein Winter- und in ein Sommersemester pro Studienjahr. Meine Grundstudienseminarscheine habe ich in den vier Semestern vom Wintersemester 1980\81 bis zum Sommersemester 1982 erhalten. Den Seminarschein bekommt man, wenn man regelmäßig und mit Erfolg teilnimmt. Der Seminarschein wird vergeben für mindestens einen der folgenden Leistungen: (Gruppen) Referat, Protokoll, Bericht, Klausur oder Hausarbeit. Jeder Seminarschein benennt den Seminartitel des Professors oder Doktors und des von mir bearbeitetenden Themas. Aus datenschutzrechtlichen Gründen nenne ich hier keine Namen.

Im Folgenden nenne ich von jedem erhaltenen Seminarschein zuerst den Seminarscheintitel(a) und als zweites das dazugehörige von mir bearbeitete Seminarscheinthema(b). Das gilt für das Grundstudium und für das Hauptstudium. Ich benenne jetzt zuerst die sieben Grundstudienseminarscheine und danach die acht Hauptstudienseminarscheine.

Danach benenne ich die Vordiploms – Arbeit. Diese Prüfung habe ich bestanden.

Ich ende mit den Themen der unabgeschlossenen ersten und zweiten Diplomarbeit.

Grundstudienseminarscheine:

1a: Einführung in die Erziehungswissenschaft

1b: Das Hamburger Kinderhaus in der Heinrichstraße – alternatives Erziehungsprojekt

2a: Entwicklungspädagogik – Über- und Unterentwicklung als Herausforderung für die Erz.

2b: Friedenspädagogik

3a: Bedeutung und Methoden ökologischer Forschung in der Pädagogik

3b: Parteiliche Untersuchung pädagogischer Alltagskultur

4a: Theorie – Praxis – Studium

4b: Vorbereitung des Kompaktwochenendes

5a: Einführung in die Soziologie

5b: Rudolf Dahrendorf: Homo Soziologicus

6a: Einführung in die Jugendsoziologie

6b: Marxistische Kritik der bürgerlichen Jugendsoziologie

7a: Recht für Soziologen

7b: Adoption mit der Problematik Elternrecht contra Kindeswohl

Hauptstudienseminarscheine:

1a: Die deutsche Reformpädagogik

1b: Reformpädagogik und Irrationalismus/ Faschismus

2a: Zur Bedeutung der „neuen Theorien“ für den sozialpädagogischen Berater I

2b: Bioenergetik

3a: „Beratungspraxis I“

3b: Verbalprotokoll

4a: Entwicklungspädagogik in Schule und Erwachsenenbildung

4b: Alternative Lernformen

5a: Didaktisches Handeln in der Erwachsenenbildung

5b: Didaktische Reduktion

6a: Intervention bei Verhaltensstörungen

6b: Die Gestalttherapie

7a: Pädagogisch-psychologische Beratung: Beispiele aus der Beratungspraxis

7b: Fall Rudolf

8a: Modelle kollegialer Praxisberatung

8b: Supervision

Vordiplom – Arbeit:

Der kritische Ansatz in der Friedensforschung und der Friedenserziehung

Erste Diplomarbeit:

Die „Arche“ – Selbstverständnis und pädagogische Konzeption einer alternativen Gemeinschaft

Zweite Diplomarbeit:

Verhaltensänderung durch Metakommunikationsanalyse

4.2 Studien an der Universität Tübingen – Politikwissenschaft

1990 bis 1993 habe ich in verschiedenen Kombinationen im Magisterstudiengang dies studiert.

Im September 1993 legte ich die Zwischenprüfung in Politikwissenschaft als erstes Hauptfach ab.

Seit SS 1993 studierte ich im Magisterstudiengang Politik- und Erziehungswissenschaft.

Mein beinahe Diplom-Abschluss in Erziehungswissenschaft gilt als Abschluss-Leistungsnachweis für mein 2. Hauptfach im Magisterstudiengang.

Im November 1999 habe ich mich im Dezernat für Internationale Beziehungen eingeschrieben.

Dies hier ist ein subjektiver Zugang in einem schwer objektiv zugängigem Bereich.

Im April 1992 schrieb Prof. Dr. Gerd Meyer vom Institut für Politikwissenschaft unter „Dimensionen der Politische – Kultur – Forschung“ von drei Bezugsobjekten:

- Polity (die politische Ordnung)
- Politics (der politische Entscheidungsprozess, Politik allgemein)
- Policies (öffentliches Handeln in verschiedenen Politikfeldern).

Diese drei Begriffe gehören zu den Hauptbegriffen des Politikbereichs.

5 Weiterbildungen

Zu meinen Weiterbildungen gehören meine Gespräche mit meinem Freund, Herrn Kinduku Elenge, einem Schwarzen aus Afrika, dem ehemaligen Zaire, dem heutigen Kongo. Da er inzwischen deutsch spricht finden sie nicht mehr in französischer, sondern in deutscher Sprache statt. Auch seine zwei inzwischen in deutscher Sprache erschienenen Bücher sind mir nach wie vor eine Hilfe. Sie sind sehr anspruchsvoll und somit theologischer, philosophischer und wissenschaftlicher Natur und werden auch in diversen deutschen Universitätsstädten gelesen.

Dem voraus geht ein Elenge-Beitrag zur „Transformationswissenschaft“ beschränkt auf die soziale Transformation bzw. auf die sozialwissenschaftliche Transformation und nennt sich „Sozialtransformationswissenschaft“.

Im Grunde ist es die „Wissenschaft des Dienens als soziale Transformationswissenschaft“ auf der Grundlage der „Großen Invokation“ (s. Alice A. Bailey) als „Struktur der Theorie der Praxis der sozialen Evolution und Organisation“.

Es handelt sich dabei um das dialogische Prinzip, das als Prinzip des Dienens gelten soll.

Die Große Invokation ergibt sich dabei als „dialogisches Prinzip“, das zugleich als „Prinzip des Dienens“ gelten soll.

Mit Dienen und Dienst wird ein soziologierelevantes Schlüsselphänomen ins Zentrum gerückt [1].

Warum die Transformation oder Transformationswissenschaft?

Die „Abstraktion von oben“ (das Absolute, das Eine oder „undifferenzierter Logos“) – deren Existenz Dienst/Handeln ist – steht hinter der Trinität als Eigenschaft der interlokutiven Reziprozität/Gegenseitigkeit für die Trinität (eine triadische Beziehung).

Der undifferenzierte Logos manifestiert sich in der Dualität und, um die Objektivität zu erreichen, benötigt er zuerst die Trinität. Die Existenz Gottes ist Dienst.

Daher die Transformation (durch die Abstraktion von oben) von einer dreier Beziehung in eine zweier Beziehung (Dualität), um die Evolution, das heißt, die Rückkehr zum undifferenzierten Logos zu ermöglichen. Dieser Transformationsprozess ist was den Evolutionsprozess vorwärts treibt.

Eigentlich geht es um die Veränderung/Transformation von Unheil zum Heil, um die Erlösung des Planeten Erde.

So ist Herr Elenge zu seinem Buchtitel gekommen: Kinduku Elenge, „Kirchlicher Dienst in Transformationsgesellschaften,

ein zivilisations- und evolutionstheoretischer Ansatz“, Wissenschaftlicher Verlag Berlin, [2] mit den Themen: Kirche und sozialer Wandel; Religionssoziologie; Soziologie; Evolutionstheorie; Transformationswissenschaft, etc....

Der kirchliche Dienst ist die Antwort auf die Große Invokation. Er geht von der Welt aus.

Dies erklärt das menschliche Handeln schlechthin.

Der Mensch ist nach diesem Ansatz ‚eine durch das Dienen seinsverstehende Existenz‘ [3]. Die Grundbefindlichkeit des Menschen ist der kirchliche Dienst.

Das Buch bietet die Grundlage in Bezug auf eine einheitliche Theorie der sozialwissenschaftlichen Transformation.

Das heißt, die sozialwissenschaftliche Transformation ruht auf dem kirchlichen Dienst.

Indem wir kirchlich dienen, arbeiten wir die sozialwissenschaftliche Transformation aus, denn Dienen ist eine Wissenschaft.

Daher die „Dienstforschung“ oder die „Sozialtransformationswissenschaft“ für die Herausbildung der Weltgesellschaft, auf die alle Menschen sich hinentwickeln.

Diese Gespräche waren mir hilfreich und förderten auch meine Selbstheilungskräfte. Diese Selbstheilungskräfte befördern das Wahre Ich gegen das Ideale Ich. Damit sind sie auch ein Gesundheitsfaktor. Wichtig ist mir dabei die Anerkennung meines Selbstes, wobei ich lerne meine objektiven und subjektiven Vorgänge zu unterscheiden. Mein Problem ist mein Wahres Ich zu aktivieren. Das ist mein Ziel und dazu gehört auch von meinem Idealen Ich wegzukommen. Damit sind letztendlich auch meine diesbezüglichen Medikamente verbunden und die damit verbundene medizinische Theorie. Diesen Aufbau meiner Selbstheilungskraft gilt es zu schaffen, wie es andere Leute auch bereits geschafft haben. Dies ist ein Kampf und damit auch mein Kampf. Es ist auch ein Verlassen des Emotionalen und ein Aufbauen des Mentalen. Das ist ein sehr langwieriger und anspruchsvoller Vorgang und Prozess. Mit dem Idealen Ich ist beispielsweise auch das Singen verbunden und mit dem Realen Ich eine Form des Schreibens. Auch dieses kleine Buch soll von Reliabilität, also von der Zuverlässigkeit eines wissenschaftlichen Versuchs, sprechen. Ebenso von Gültigkeit, also davon, was man versprochen hat, auch zu messen. Mein Problem ist also meine Selbstheilungskraft deutlich zu machen. In meinem folgenden Punkt Gesundheit muss ich somit anfangen zu wissen:

a) was ist Dienst? und b) was ist Forschung?

Zu a): Dienen oder der „‚kirchliche Dienst‘ ist ein kreativer Akt (Hervorbringung von Kulturen) und menschliches Handeln aus der Synthese (Seins- und Existenzebene), welches der sozialen

Transformation zugrunde liegt und welches das Selbstverständnis ermöglicht und die mikrosoziologische Ebene der handelnden Subjekte und deren alltägliche Lebenswelten einerseits sowie die makrosoziologische Ebene der Systeme andererseits durch die ‚Anthakarana' verbindet." [4].

Dienen tut der Mensch als Einzelner oder als Gruppe der gesamten Menschheit. Notwendig ist dabei jeweils die Anthakarana, eine aufgebaute stete Bewusstseinsbrücke im Menschen und Gesellschaft.

Zu b): Forschung meint das Ergründen von a) als stetiger Vorgang im Denken und Handeln.

Zu a) und b): „Daher der Begriff ‚Dienstforschung' (Erforschung des ‚sozialen Kriteriums der Resurrektion' (Resurrektion = Ausdehnende Reihen von fortschreitenden und einschließenden Erkenntnissen) als Basis menschlichen Handelns, um die Gesamtgesellschaft an der Stelle von Ausgrenzungen zu gestalten." [5].

Im Folgenden zitiere ich einen im Jahr 2014 von Elenge geschriebenen Artikel, der die über zwanzigjährigen Gespräche zwischen uns zusammenfasst:

> Kirchlicher Dienst und Vatershaus
>
> 1. Einführung
>
> Die Überschrift „Kirchlicher Dienst und Vatershaus" geht Hand in Hand mit der Verheißung Christi Seiner Rückkehr.
>
> Wir gehen davon aus, dass Christus in sich zwei Missionen trägt: Einmal die Bindung der unsichtbaren Kirche an die Menschheit und einmal die Bindung derselben ans Vatershaus.
>
> Sein zweites Kommen soll seine doppelte Aufgabe unter Berücksichtigung des sozialen Kriteriums der Resurrektion vollenden. Das ist doch eine gesellschaftliche Aufgabe als Antwort.

Nicht nur als Christ, sondern auch als ein in Europa lebender Mensch aus Schwarzafrika, habe ich mich nach Weihnachten gefragt, warum sich das Wiederkommen Christi in die Länge zieht.

Diese Frage fällt in den Bereich der Theologie wie auch der Soziologie. Weil sie sich auch als eine kirchliche Frage darstellt, liegt sie doch im Überschneidungsbereich von Soziologie und Theologie.

Diese mittlere Ebene der Wissenschaft nennt man auch „Meso-Soziologie" der Organisation.

Eine andere Frage, die zweite, ist: „Wie komme ich auf die Antwort?"

Bei der Eingangsfrage Frage: „Was verzögert überhaupt die Wiederkunft Christi?" bediene ich mir der Verheißung Christi der Rückkehr, meiner spirituellen Erlebnisse und der wissenschaftlichen Erkenntnisse.

Doch die Himmlische Gemeinde wird in Erscheinung Treten (Gemeindeöffnung = Weltöffnung plus Heil (plus Gesellschaftsintegrationsprozess der Spaltungen in der Gesellschaft wie auch der fünf Urgegensätze Mann/Frau, Paradies/Erde, Himmel/Erde, Idee/Wirklichkeit und Geschöpf/Schöpfer)). Es handelt sich dabei um eine Gruppenarbeit, so dass der Beitrag des Einzelnen nicht zum Vorschein kommt. Es liegt in diesem Sinne und im Interesse der Gemeinde Ihre Befähigung unter Beweis zu stellen, dass sie in der Lage ist, in der Welt und von der Welt aus zu handeln bzw. zu dienen, ohne dass sie körperlich anwesend da ist (notwendiges soziales Kriterium der Resurrektion), um so zusammen mit der Menschheit die Bindung ans Vatershaus zu erwirken. Es geht also um die Erfüllung des sozialen Kriteriums der Resurrektion.

Meine dritte Frage war dann: „Wie soll es gehen?"

Es geht also um die Resurrektion durch dic Gemeindeöffnung, eine Lösung der Kontinuität des bewussten Kontakts mit dem großen Ganzen. Dazu zählt was folgt:

Eine kurze Skizze zur spirituellen Struktur des Planeten in Zusammenhang mit dem Weltall zur Herausbildung der Weltgesellschaft (Universalität der Welt durch die Gemeindeöffnung):

Vatershaus (Regierungszentrum) – Himmlische Gemeinde (Herzzentrum/Die Mitte) – Menschheit (Antwortzentrum, wo der Plan Gottes für die Erlösung des Planeten umgesetzt wird).

2. Mitarbeit und Mitwirken der Menschheit

Was sagt die Menschheit zum sozialen Kriterium der Resurrektion?

Antwort der Mutter (Zentralfigur in der Menschheit) auf das neue Kommen Christi: Das bedingte Ja der Mutter stellt eine Wissenschaft dar. Das ist ein Meso-soziologischer Ansatz (Verbindung von Mikro- und Makrosoziologie von der Mitte aus) und hier im Rahmen der Religionssoziologie mit Hilfe der Theologie (Hier: Antwort auf die Berufung Gottes = Glaube in der Religionssoziologie), um die soziale Transformation einschließlich der Erlösung zu erreichen.

Die Antwort von der Erde aus ist doch wissenschaftlicher Natur; das ist doch was der Planet ausmacht.

Die Positionalität der Mutter als Zentralfigur der Menschheit über die drei oben gestellten Fragen

Nein	Ja	
a) Kategorisches Nein	a)Kategorisches Ja	Universalität: Diese beiden Ja-Ansätze führen
	Theologischer Ansatz	Zur Gottheit, Abstraktion bzw. zum Absoluten
		für die Trinität als Symbol der letzten Einheit
b) Bedingtes Nein	b) Bedingtes Ja:	zwischen dem Einen und dem Vielfach,
		so Denys (s. auch „Heil“ oder „Theosis“(=
	Wissenschaftl. Ansatz	Teilnahme an Gott).

Kommentar: Dieser Artikel bedient sich nicht der Nein-Seite, was nicht geschah.

Das bedingte ja steht für einen wissenschaftlichen Ansatz der Menschheit als Antwort auf das neue Kommen Christi, damit die Himmlische Gemeinde als Gruppe das oben genannte Kriterium erfüllen kann: „Wissenschaft des Dienens als Sozialtransformationswissenschaft“, so die Mutter.

Mit der Antwort der Mutter der Menschheit ist nun der Weg frei, denn es geht um das Dienen.

Die Stunde des „Dienens“ (Bindung ans Vatershaus durch die „Gemeindeöffnung“) ist angekommen. Daher die Verzögerung.

In Anlehnung an die „Wissenschaft des Dienens als Sozialtransformationswissenschaft“ gilt es bei der Mutter den Spruch „Lieben und begleiten“ bei der Mitnahme zum Vater (Rolle des Vatershauses).

Daher wurde, im Hinblick auf die Mitte, die oben genannte Wissenschaft ohne Inhaltsverlust umbenannt in „„„Kirchlicher Dienst“ in Transformationsgesellschaften, Ein zivilisations- und evolutionstheoretischer Ansatz“ als Beitrag der Mutter bzw. der Menschheit zur sozialwissenschaftlichen Transformation sowie zur Gesamtgesellschaft bzw. Weltgesellschaft, was die Universität von unten impliziert.

Diese wissenschaftliche Tätigkeit des Erdenmenschen wird als „Dienstforschung“ genannt, denn das Dienen selbst stellt schon eine soziale Wissenschaft dar. Das heißt, bei der hier gemeinten Resurrektion im Rahmen der Weltgesellschaft handelt es sich um die Organisation politischer Entscheidungsprozesse auf der Basis universaler Partizipation. Dieser Transformationsprozess zur Erlösung des Planeten ist was den Evolutionsprozess vorantreibt.

Noch etwas soll hier zur Würdigung der Mutter angefügt werden:

Fehlende inhaltliche Bestimmungen in diesem Ansatz der Gesamtgesellschaft soll die kommende Manifestation der Gemeinde mitbringen (Themen: Rehabilitierung der Mutter – Reorganisation und Regeneration der Welt – Mitnahme zum Vater, etc....). Die himmlische Gemeinde hat keine Identität, so auch schon das Judentum vor dem Christentum mit dem Gesetz. Damit hätte dieser Artikel schon seine Berechtigung.

3. Literaturhinweise:

   - Bibel
   - Focus, „Die Glaubenswelten der Deutschen, Über die Suche nach Sinn und Erfüllung", Nr.16, 10. April 2004, S. 128 ff
   - Kinduku Elenge, „Kirchlicher Dienst in Transformationsgesellschaften", Wissenschaftlicher Verlag Berlin, Berlin 2001
   - Mircea Eliade, „Histoire des croyances et des idées religieuses (3), De Mahomet à l`age des Réformes", Payot/Paris 1984, pp. 63

Dieser Elenge-Artikel-Titel erscheint fast identisch ein Jahr später, also 2015, als Anfang seines zweiten Buchtitels. Sein Artikel-Text hier findet sich als Textteil von seinem zweiten Buch in seiner Einführung.

Auch zu a) und b):

Ein dreiseitiges Papier von Herrn Elenge vom 26.11.2015 nennt sich „ABC DIENSTFORSCHUNG

Horizonterweiterung". Es beschreibt den Forschungsbetrieb und sagt die Dienstforschung ist eine Tätigkeit. Sie ist kein „Glaubensbekenntnis" und keine neue Lehre.

Ihr erster der vier Gliederungspunkte heißt Dienstforschungsstelle und besteht aus einem Ort und einer Aufgabe. „Aus der Gruppenbewusstseinssicht ist das Wesen des Menschen „der kirchliche Dienst". Der Mensch ist daher eine Dienstforschungsstelle." Ihre beiden Unterpunkte sind Dienstforschung und Methode. Unter Methode geht es um politische und soziale Partizipation. Hierbei um das Zusammenspiel von Trinität und Planeten Erde (Vatershaus-Gemeinde-Menschheit):

- „Bau des Weges der Rückkehr zum Vater (Abstraktion von oben) und mit den Dimensionen „Individuum-Kosmos-Sozialwissenschaft" als menschliche Evolution zur Herausbildung der Weltgesellschaft über die „Gemeindeöffnung";
- Antwort von der Erde ausgehend des Aspektes „Mutter" auf die Wiederkunft Christi;
- Neue Anthropologie (Wissenschaft vom Menschen): Wesen des Menschen, Seinsgrund des Menschen und Dimensionen der menschlichen Evolution (Weltgesellschaft)."

Im zweiten Punkt Dienstforschungsseminar geht es um die drei Unterpunkte Erziehung und Unterricht, Programm und Zeugnis (Dienst-) und Beschäftigungsmöglichkeiten.

Im dritten Punkt werden Anregungen und Initiativen zur neuen Wissenschaft vom Menschen aufgelistet.

Im vierten Punkt Literaturhinweise nennt Herr Elenge seine zwei bisher erschienenen Bücher.

Der hier aufgeführte Textkontext wird von mir ergänzt durch Buchinhalte von Elenges zweitem Buch(s. oben) ab Seite 69 und einem Zitat aus dem Buchtextende davon:

> Wir sind zu dem Ergebnis gekommen, dass die `Gemeindeöffnung` als `Weltgesellschaft` die religiöse Dimension der Gesellschaft darstellt, und diese zusammen mit der Wahl eines Tätigkeitsgebietes die soziale Transformation bewirken können.

Die Invokation (oder Gebet) `Große Invokation` gehört nicht irgend einer Person oder Gruppe, sondern der gesamten Menschheit. Indem wir diesen Anruf gebrauchen wird keine besondere Gruppe oder Organisation bevorzugt. ...

Tausende von Menschen sprechen täglich dieses Gebet und bilden damit eine weltweite, geistig-öffentliche Meinung, die unwiderstehlich werden kann.

Am Ende stellen wir uns die Frage, ob das alles überhaupt Soziologie oder Religionssoziologie ist und stellen fest, dass die Gliederung Religionssoziologie = spezielle Soziologie nicht die letzte Wahrheit sein kann: Es geht hier um eine neue Politologie und eine neue Soziologie des Handelns.

Der `kirchliche Dienst` ist eine `Antwort auf die Große Invokation` (Struktur der Theorie der Praxis der sozialen Evolution und Organisation). Die Antwort als Formgebung ist schöpferisch und sozial bzw. mütterlich.

Der politische Aspekt der Arbeit ist auf das Zusammenspiel von politischem System und Öffentlichkeitssystem über die Notwendigkeit der `Aufmerksamkeitsregeln` zu beziehen, welche die `Gemeindeerschließung` bzw. die` Weltöffnung` möglich machen. Der mögliche Unterschied zwischen beiden Tatsachen ist eine Frage der Betonung, da das `Liebesprinzip der Gemeinde` alle Atome der Substanz bewohnt.

Etwas mehr als die Liebe zu tun bezieht sich auf das Leben oder auf den Tod vermittels der ‚Abstraktion von oben', deren Existenz Dienst ist.

Wir hören auf, wo wir angefangen haben. Was nicht wissenschaftlich erklärt werden könnte, würde von der „Abstrakten Kunst" aufgeklärt. Der Kreis ist geschlossen."

Wirklich zum Schluss hierzu möchte ich aufzeigen, dass die Bücherliteratur von Elenge in seinem ersten Buch drei Ziele verfolgte, zusammenfassend ausgedrückt die teleologische Erklärung der Weltgesellschaft durch Dienen, die religiöse Dimension der Gesellschaft (Dienstforschung) und die pädagogische Dimension des Dienens. Sein zweites Buch verfolgt ein Ziel: „Die Erfüllung des „sozialen Kriteriums der Resurrektion“ zur Herausbildung der Gesamtgesellschaft durch die „Dienstforschung“. Kirchliches Handeln ist Forschung.“ [6] Was das ist und was dazu gehört lohnt es sich nach wie vor dieses Buch in die Hand zu nehmen.

Meine drei Mappen voller Bilder mit den Symbolen von Dreieck, Kreis und Viereck seit vielen Jahren samt Gruppenbildern und dieses Buch hier, das mein erstes ist, sind mein Beitrag zu dieser Thematik und meinem auf dem Weg sein hierbei.

6 Wendepunkt – Meine Gesundheit

Der Wendepunkt meines Lebens begann vor über 10 Jahren mit meiner psychischen Erkrankung der paranoiden Schizophrenie verbunden mit Hypertonie und Obstipation und im Sinne der dissoziativen Zustände. Eine professionelle Betreuerin in der Nähe habe ich.

Um meine Selbstheilungskraft zu aktivieren bediene ich mir meiner Hobbys (s. oben) sowie meiner Vereinsarbeiten beim Verein „Dienste im Kongo (dik) e. V. „ (s. oben).

- Homepage des Vereins aktuell: www.diensteimkongoheute.npage.de
- Die Seelsorge des „Bruderhauses Diakonie Buttenhausen“ (s. auch „Kirchlicher Dienst in der Arbeitswelt“) erkenne ich an.

Es ist also eine Kombination der diakonischen Seelsorge und meines Selbstbemühens.

Meine Nachbarschaft und meine Lebenswelt (Freunde und Familie, etc....) spielen dabei auch eine Rolle.

Möge, wie unten gezeigt wird, meine Gesundheit wiederhergestellt werden!

6.1 Innere Seite: Innere Krankheit – Befund

Meine psychische Erkrankung ist medizinisch ausgedrückt und übersetzt in die Alltagssprache – eine Bewußtseinsspaltung, bei denen Wahnideen vorherrschen (paranoide Schizophrenie) verbunden mit -erhöhtem Blutdruck (Hypertonie), Stuhlverstopfung (Obstipation) und Gedächtnisstörungen (dissoziative Zustände).

Mein allgemeiner Arzt und mein Psychiater verschreiben mir dafür regelmäßig Medikamente.

Nach Rezept und mit zehnprozentiger Ermäßigung bekomme ich dafür Medikamente in der Apotheke.

Einmal die Woche richte ich mit einer Mitarbeiterperson von meiner Wohngruppe meine sieben Tagesdosetten.

Meine Medizin nehme ich täglich ein.

Morgens und abends werden mir täglich meine Medikamente vom Personal ausgeteilt, damit ich sie regelmäßig einnehme.

Die Mitarbeiter/Innen sind sieben Tage die Woche da und das zwei Mal am Tag, also nur tagsüber und das mit Unterbrechungen nach einem Dienstplan. Eine telefonisch anforderbare Nachtbereitschaft gibt es auch. Die brauchen wir aber in der Regel nicht.

Die meisten Klienten/innen sind werktags in einer Behindertenwerkstatt beschäftigt, ich aber derzeit nicht.

Mehr zu meinem Alltäglichen Leben im folgenden Unterpunkt.

6.2 Äußere Seite: Körper und Aussehen – Alltägliches Leben – Nachbarschaft und Umwelt

Ich messe 1,80 Meter und mein rechter Vorfuß ist amputiert. Ich trage Spezialschuhe, also schwarze Stiefel für draußen und blaue für drinnen. Diese muss ich immer tragen. Daran habe ich mich inzwischen gewöhnt.

Mein alltägliches Leben sieht folgendermaßen aus. Wenn ich aufstehe gehe ich ein Stock tiefer in mein Bad und putze fünf Minuten meine Zähne. Danach wasche ich meinen ganzen Körper und ziehe meine mitgebrachten Kleidungsstücke an. Sonntags gehe ich meist wöchentlich in den Neubau und bade ungefähr eine halbe Stunde dort und wasche meine sehr kurzen

Haare vor ein anderer Mitbewohner das Bad benutzt. Direkt um 9 Uhr zum Mitarbeiterstart bekomme ich meine aus der Apotheke selbst besorgten Morgenmedikamente und nehme diese ein.

Dienstags bis donnerstags gehe ich ins Kroneneck von der Bruderhaus Diakonie und zwei weiteren Einrichtungen in circa zehnminütiger Entfernung in der Innenstadt. Ich bleibe dort zwei Mal die Woche von 8 bis 10 Uhr. Dienstags oder mittwochs bleibe ich abwechselnd ein Mal zum Kochen und Essen bis 12 Uhr.

Mittwochs bin ich erstrangig regelmäßig von 9 bis 10 Uhr 30 in der Ergotherapie auch im Haus Kroneneck. Der eingewanderte und hier verheiratete Psychotherapeut hat neben mir noch drei Frauen zur Therapie! Der Gruppenphase folgt die Einzelarbeit. Eine bringt ihm schwäbisch bei. Wir machen eine Anfangsrunde mit den meist zwei Frauen, die kommen. Ich mache dann einen theoretischen Teil, Gedächtnisübungen, meist am Computer, sowie einen praktischen handwerklichen Teil, dessen Ergebnisse ich mit nach Hause bekomme. Das sind in der Regel kleine Bastel- oder Malarbeiten. Da mir meine hergestellten Sachen gefallen ist dies mir immer eine Freude.

Wenn es mein Kochtag ist, bleibe ich anschließend bis 12 Uhr in den extra organisierten Nebenräumen. Wir werden aufgefordert in einer Essensliste unsere Vorschläge einzutragen. Die Wunschliste ist mit einer Datumsliste kombiniert. Dazu werden wir von den Mitarbeiterinnen immer mal wieder motiviert und so kommen wir zu unseren Lieblingsessen. Eine Ausnahme bildete erst eine Nationalitätenwoche in der wir europäische Gerichte aussuchten, einkauften und kochten. Wir haben zum Beispiel schwedisch gekocht und gegessen. Mir hat das auch gut gefallen. Auch hängt die Essensliste öffentlich aus und so können alle immer sehen und lesen was es wann gibt. Es muss allerdings auch mit den Mitarbeiterinnen abgesprochen werden und in das Gesamtkonzept passen. Dazu gehören auch Kosten und Umfang. Meistens gibt es Vor-, Haupt- und Nachspeise. An meinem Mitessenstag jede Woche helfe ich auch gerne mit in der Vorbereitung. Das Ziel ist auch wieder mehr und regelmäßig selber zu kochen. Andere helfen auch mit. In der Regel sind wir unter zehn Personen. Eine Person deckt den Tisch mit Besteck und Gläsern. Es gibt immer genügend Sauren Sprudel zum Essen. Dieser gehört auch dazu. Das Mittagessen wird uns in Teller ausgeschöpft und es gibt auf Wunsch einen Nachschlag. Das ist eine gern angenommene Vorgehensweise. Die Reste werden eingefroren oder anderweitig wiederverwertet. Dieses Mittagessen wird wie die anderen von der Küche vom Landheim Buttenhausen von meinem Konto vor Ort abgezogen. Damit ist das regelmäßig bereits erledigt.

Am Donnerstag sowie am Ergotherapie- kombiniert mit dem Nicht- Kochtag bleibt es immer von 8 bis 10 Uhr beziehungsweise von 8 bis 9 Uhr. An den Tagen lese ich immer von einem Mitbesucher die taz, eine linke Tageszeitung. Auch der Alb-Bote, eine regionale Tageszeitung, wird hier gelesen. Einige bringen vom Bäcker Ihr Frühstück mit. Gerne kommen wir auch untereinander ins Gespräch. Manchmal trinke ich einen Café oder ein Kühlschrankgetränk, das ich dann auch zu zahlen habe. Drei Mappen mit Bildern habe ich bereits hergestellt. Die meisten sind Din A 3-Bilder aber auch manchmal kleinere. In der Regel stelle ich zuerst eine Planskizze her. Ich male auf Papier mit Acryl- oder Wasser- beziehungsweise Aquarellfarben. Zwei Rahmenbilder von mir wurden bereits im vorderen Besucherzimmer aufgehängt. Das bestätigt mir, daß sie auch ohne theoretischen Hintergrund angenommen werden können.

Ein Mal die Woche, montags oder freitags, gehe ich in den nächsten Supermarkt einkaufen.

Mein wöchentlich ausbezahltes Essensgeld von 20,30 Euro reicht dafür meist gut. Auch weil ich es so haben will und ich es mir folglich so einteile . Ich kümmere mich um den aktuellen Werbeflyer, die Werbung und mache vor Ort einen Preisvergleich. Nach Einkaufsplan kaufe ich dafür wöchentlich Essen für Frühstück und Abendessen sowie Trinken. Inzwischen gehört dazu auch ein Mittagessen. Das organisiere ich mir und mache es gerade am Freitag. Dafür werden mir pro Essen 2,10 Euro ausbezahlt. Morgens esse ich zuhause meistens ein großes Fruchtjoghurt oder eines einer anderen Geschmacksrichtung zum Billigstpreis und ein Obst wie etwa ein Pfirsich oder Zwetschgen auch von der billigen Sorte. Abends eine Scheibe Bauernbrot oder zwei Toast-Brote mit Meerrettich, Margarine, Wurst, Aufstrich oder und Käse und manchmal ein gekochtes Ei. Dazu kommt meine Portion Salat. Das sind meine beiden Komponenten beim regelmäßigen Abendessen. Das schmeckt mir, ist gesund und billig. An heißen Nachmittagen oder aus Lust kommt noch ein Eis zum Schlotzen aus der Gefriertruhe dazu. Ersteres war im Sommer 2016 öfters der Fall. Sonst gibt es aber keine Süßigkeiten.

Der Salat ist je nach Saison verschieden. Gerade ist es Radieschen, Karotten, Gurke, Kohlrabi,

Eisbergsalat, Kopfsalat, Endivien oder ein anderer. Es war auch schon Blumenkohl oder Blaukraut.

Abends darf es auch mal ein oder zwei Äpfel sein zum Fernsehen. Ich versuche auch auf regionale Produkte zu achten.

Zwei Mal die Woche gehe ich regelmäßig Montag und Donnerstag um 18 Uhr für 45 Minuten in die Gymnastik. Die wird vom Hausarzt verschrieben und ist kostenlos. Zwei oder drei von unseren drei Häusern gehen noch mit. Es sind vor allem Dehnungsübungen im Stehen, sitzend oder liegend auf der Matte. Dies findet um die Ecke statt. Einmal in einer Turnhalle und das andere Mal in einem Raum im nahen Fitnesscenter. Eine Trainerin oder der Chef leiten uns an. Jedes Mal müssen wir unterschreiben. Das Üben macht mir Spaß und tut mir gut.

So komme ich in der Regel immer. Es geht auf Arztrezept und wird von meiner Krankenkasse bezahlt.

Ich wohne mit zwei Frauen im Haus Steinenwiesen. Eine größere gemischte Gruppe wohnt im Ziegelburren. Das gilt auch für das dritte sozial betreute Haus im Verbund, den Neubau. Dort befindet sich auch unser Büro.

Meine Hobbys sind Malen und Internet. Malen tue ich immer die drei geometrischen Symbole Dreieck, Kreis und Viereck. Die stehen für die Trinität Geist, Seele und Körper. Sie symbolisieren für mich auch die drei menschlichen Entwicklungsstufen. Der Geist und das Dienen befördern auch das wahre Ich gegen das ideale Ich wie in einer Krankheit . Dazu gehören auch noch die Sozialdemokratische Partei Deutschlands (SPD), der Wunsch zum Dienen zu kommen, Lesen, Kochen und Schreiben. Jeden Tag lese ich vom Haus aus den Alb-Boten als Tageszeitung. Inzwischen kommt er nur noch montags bis samstags, also sechs Mal die Woche. Ihn lesen tue ich meist morgens sowie tagsüber. Abends schaue ich im Dritten die Fernsehnachrichten an. Was mir wesentlich ist, ist die Gewaltfreiheit in allen Lebenslagen. Dazu gehört auch das Lesen von Autobiographien wie die von Mahatma Gandhi aus Indien. Zu jedem Tag gehört auch mindestens eine Spaziergangsrunde, also eine Runde Laufen. Das kann auch meine normal wöchentliche Einkaufsrunde sein oder der Weg zum Kroneneck. Wenn es geht laufe ich zwei Runden täglich inzwischen.

Meine Regelmäßigkeiten und Abläufe mache ich gerne und tun mir gut.

Zu meinen Regelmäßigkeiten gehört auch das monatliche Aufladen des Internet für ein Paket von 15 oder 25 Euro. Etwas weniger häufig wurden mir vom bisherigen Chef von Steinenwiesen 12 mit meinem Haarschneidegerät meine Haare und mein Bart kurz geschnitten. Das lässt mich dann wieder etwas jünger aussehen, sagten mir die Leute. Neben der neuen

Chefin gibt es noch einen Schüler oder eine Schülerin und ein paar pädagogische Mitarbeiterinnen sowie seit kürzerem eine Reinemachefrau. Letztere putzt und staubsaugt. Die Privaträume und das feucht wischen bleibt uns noch zu tun.

Alle Mitarbeiter sind Teilzeitkräfte bei uns mit einer unterschiedlichen Stundenanzahl.

Ich wohne in meinem Haus auf allen drei Niveaus. Oben ist mein Büro. Unten mein Bad. Ebenerdig ist mein Schlafzimmer und meine Toilette. Oben wohnen noch meine zwei Mitbewohnerinnen. Unten befinden sich noch die Heizung, die Waschküche, der Trockenraum und eine Abstellkammer, mit Sachen von mir. Parterre liegen noch das Wohn- und Fernsehzimmer mit einigen meiner Bücher sowie Esszimmer und Küche. Somit sind meine Sachen und Gegenstände im ganzen Haus verteilt.

Meine Morgenmedikamente hole ich immer im Büro und nehme sie dort im Neubau zu mir. Das ist werktags um ungefähr sieben und am Wochenende um neun Uhr. Die Pillen und Pulver nehmen wir inzwischen vor dem Büro ein.

Morgens, mittags und abends finden meine täglichen Mahlzeiten statt. Für mein Frühstück und Abendessen kaufe ich immer selber ein. Später abends gibt es normalerweise nur immer wieder mal einen Apfel. Da das immer recht gut klappt, bin ich regelmäßig sehr gut versorgt. Durch die tägliche Vitaminzufuhr und das regelmäßige Spazierengehen klappt es auch mit der Gesundheit soweit recht gut.

Ich versuche in freiwilliger Armut zu leben. Dazu gehört auch eine monatliche Spende an einen eingetragenen Verein.

Im Jahre 2016 habe ich mindestens dreizehn Kilos abgenommen und wog circa 85 Kilogramm. Bis zu meinem Idealgewicht von 80 Kilos habe ich bis Herbst 2017 noch weiter abgenommen. Das habe ich inzwischen geschafft. Die Gewichtsreduktion ist meiner Umgebung bereits von sich aus aufgefallen, was mir auch gefallen und mich bestätigt hat auf dem richtigen Weg zu sein.

Inzwischen bin ich Vegetarier und ernähre mich auch so. Die Thematik des Übergewichts ist auch ein soziales Wohlstands- und Gesundheitsproblem. Auch meine Psychopharmaka zähle ich im weiten Sinne dazu und spielen hierbei eine Rolle.

Das hier Geschriebene kennt einen Zeitmoment, der nicht immer aktualisiert wurde.

7 Resümee

Auflistungen meiner Selbstheilungskraft:

- Töpfern aus eigener Erfahrung: Kliniken
- Spazierengehen
- Buch schreiben auch zur Vereinsgründung wie Freund, Herr Elenge Kinduku, Wissenschaftler (Dienstforschung und Selbsttherapie, wofür man geboren wurde.).
- Körperbehindert: Fußamputation
- BRD Selbsthilfegruppen
- Aus Kirche austreten
- Vereinssatzung und Satzungszweck und Konferenzen
- Spenden
- Vereinszwecke durch Biografie\ ...von mir und Konkretes
- Zeitungen lesen
- Ich jemandem helfen durch Begegnungen: Briefe, Telefon, Malen und das Organisieren wie Vereinsmitglieder.
- Kochen (helfen)
- Jemandem Helfen
- Jemandem Helfen lassen durch Gespräche
- Meine Krankheit blockiert meine seelische Verwirklichung
- Hilfe von Herrn Elenge und ich ermutige andere gegen Aufgegebenheit.

- Praktisch sein
- Kontaktpflege durch Kontakte mit Familie und Freunde
- Ich brauche Begegnungen, denn Leute treffen ist Selbstheilungskraft.
- Buch = Lebenserfüllung und Bestätigung
- Dienst am Ego als Dienst am Anderen
- Familienkontakte
- Im Buch schreiben, was ich tue.
- Nicht Aufgeben
- Vereinserfahrung wie Herr Elenge
- CVJM-Heim, damit man sich nicht allein fühlt.
- Meine Übungen wie Töpferei, Spazierengehen
- Verein gründen/tun: Dass man sich heilt und nicht allein bleibt.
- Zeitung(en) lesen und selber zur Zeitung gehen.

DIESE AUFLISTUNGEN DIENEN ZUR SELBSTTHERAPIE UND KÖNNEN EINEM HELFEN, EINEN VEREIN ZU GRÜNDEN, DAMIT MAN NICHT ALLEIN BLEIBT.

DAS SIND MEINE HANDLUNGSEMPFEHLUNGEN.

ICH SAGE ES IN ANDEREN WORTEN:

DIENST IST HELFEN AN DIR UND AN DER SACHE ODER AM MENSCHEN.

8 Anmerkungen

1 Einführung

[1] vgl. Rudolf Grosskopf, „Dienst für andere als Dienst am Ego“, in: Hirschler, Horst (Das Sonntagsblatt, Die christliche Wochenzeitung für Politik, Wirtschaft und Kultur, 49. Jahrgang, 1996, Seite 1ff.

[2] Kinduku Elenge, „Kirchlicher Dienst“ in Transformationsgesellschaften. Ein zivilisations- und evolutionstheoretischer Ansatz“, Wissenschaftlicher Verlag Berlin 2001

[3] Kinduku Elenge, „Kirchlicher Dienst“ und Vatershaus – „Dienstforschung“, Cuvillier Verlag Göttingen 2015

[4] Kinduku Elenge, „Kirchlicher Dienst“ in Transformationsgesellschaften. Ein zivilisations- und evolutionstheoretischer Ansatz, Wissenschaftlicher Verlag Berlin 2001, S. 23 ff.

Kinduku Elenge, „Kirchlicher Dienst“ und Vatershaus – „Dienstforschung“, Cuvillier Verlag Göttingen 2015, Seite 21ff.

[5] Kinduku Elenge „Kirchlicher Dienst“ und Vatershaus – „Dienstforschung“, Cuvillier Verlag Göttingen 2015, S. 32ff.

3 Praktikum „Arche- Gemeinschaft“

[1] Die Arche von Lanza del Vasto. Eine Auswahl aus dem Rundbrief an die Freunde der Arche 1980 – 1983, Merzhausen bei Freiburg

[2] C. F. Andrews (Hrsg.), Nachwort von Curt Ullerich, Mahatma Gandhi Mein Leben, Suhrkamp Taschenbuch, Frankfurt a.M. 1983

George Woodcock, Mahatma Gandhi, Moderne Theoretiker, Herausgegeben von Frank Kermode, München März 1975,

[3] C. F. Andrews (Hrsg.), Nachwort von Curt Ullerich, Mahatma Gandhi Mein Leben, Suhrkamp Taschenbuch, Frankfurt a.M. 1983 , hintere Buchumschlagseite

5 Weiterbildungen

[1] Francis Jacques, „Difference et subjectivité, Anthropologie d'un point de vue relationel", Aubier Montaigne, Paris 1982

[2] Elenge, Kinduku, „Kirchlicher Dienst" in Transformationsgesellschaften, Ein zivilisations- und evolutionstheoretischer Ansatz, Wissenschaftlicher Verlag Berlin, Berlin 2oo1.

[3] Elenge, Kinduku, „Kirchlicher Dienst" und Vatershaus – „Dienstforschung", Cuvillier Verlag Göttingen, Göttingen 2015, Seite 18

[4] derselbe, ebenda, Seite 48

[5] derselbe, ebenda, Seite 7

[6] derselbe, ebenda, Seite 13

9 Literaturverzeichnis

Bibel, Die, Die Heilige Schrift des Alten und Neuen Bundes, Vollständige Deutsche Ausgabe, Großdruckausgabe, Deutscher Bücherbund Stuttgart, Hamburg, Freiburg im Breisgau 1966, Zweite Auflage (Verlag Herder KG)

Del Vasto, Lanza: Die Arche, Eine Auswahl aus dem ‚Rundbrief'. An die Freunde der Arche 1980-1983, Sammelband

Elenge, Kinduku: „Kirchlicher Dienst" in Transformationsgesellschaften, Ein zivilisations- und evolutionstheoretischer Ansatz, Berlin 2001, (Wissenschaftlicher Verlag Berlin)

Elenge, Kinduku: „Kirchlicher Dienst" und Vatershaus – „Dienstforschung", Göttingen 2015 (Cuvillier Verlag Göttingen, Internationaler wissenschaftlicher Fachverlag)

Elenge, Kinduku: „Kirchlicher Dienst und Vatershaus", Artikel von 2014

Elenge, Kinduku: „ABC DIENSTFORSCHUNG Horizonterweiterung", Artikel vom 26.11.2015

Focus, „Die Glaubenswelten der Deutschen, über die Suche nach Sinn und Erfüllung", Nr. 16, April 2004

Grosskopf, Rudolf: „Dienst für andere als Dienst am Ego", in: Hirschler, Horst (Hrsg.): Das Sonntagsblatt, Die Christliche Wochenzeitung für Politik, Wirtschaft und Kultur, 49. Jahrgang, 1996

Hirschler, Horst (Hrsg.): Das Sonntagsblatt. Die Christliche Wochenzeitung für Politik, Wirtschaft und Kultur, 49. Jahrgang (1996)

Jacques, Francis: Différences et subjectivité. Anthropologie d'un point de vue relationel. Collection Analyse et Raisons, Paris 1982 (Aubier Montaigne)

Mahatma Gandhi Mein Leben, Herausgegeben von C.F. Andrews mit einem Nachwort von Curt Ullerich, Frankfurt a. M. 1983 (Suhrkamp Taschenbuch Verlag)